Bert C. L. Touwen

Die Untersuchung von Kindern mit geringen neurologischen Funktionsstörungen

Deutsche Übersetzung von Michael Finke

55 Abbildungen, 6 Tabellen

1982
Georg Thieme Verlag Stuttgart · New York

Dr. *Bert C.L. Touwen*
Department of Developmental Neurology University Hospital
Oostersingel 51, Groningen/Niederlande

Dr. *Michael Finke*
Prof.-Hess-Kinderklinik
Zentralkrankenhaus St.-Jürgen-Str.
2800 Bremen

Titel der Originalausgabe:
Examination of the Child with Minor Neurological Dysfunction, 2nd Edition

CIP-Kurztitelaufnahme der Deutschen Bibliothek

Touwen, Bert C.L.:
Die Untersuchung von Kindern mit geringen neurologischen Funktionsstörungen / Bert C.L. Touwen. Dt. Übers. von Michael Finke. – Stuttgart ; New York : Thieme, 1982.
Einheitssacht.: Examination of the child with minor neurological dysfunction ⟨dt.⟩

Wichtiger Hinweis:
Medizin als Wissenschaft ist ständig im Fluß. Forschung und klinische Erfahrung erweitern unsere Kenntnisse, insbesondere was Behandlung und medikamentöse Therapie anbelangt. Soweit in diesem Werk eine Dosierung oder eine Applikation erwähnt wird, darf der Leser zwar darauf vertrauen, daß Autoren, Herausgeber und Verlag größte Mühe darauf verwandt haben, daß diese Angabe genau dem Wissensstand bei Fertigstellung des Werkes entspricht. Dennoch ist jeder Benutzer aufgefordert, die Beipackzettel der verwendeten Präparate zu prüfen, um in eigener Verantwortung festzustellen, ob die dort gegebene Empfehlung für Dosierungen oder die Beachtung von Kontraindiaktionen gegenüber der Angabe in diesem Buch abweicht. Eine solche Prüfung ist besonders wichtig bei selten verwendeten Präparaten oder solchen, die neu auf den Markt gebracht worden sind.

Printed in Germany
Druck: Druckhaus Dörr, Inh. Adam Götz, Ludwigsburg
ISBN 3-13-626101-1

Vorwort

Seit Erscheinen der ersten Auflage dieses Buches im Jahre 1970 ist das Bedürfnis nach einer standardisierten Untersuchung des kindlichen Nervensystems eher größer als kleiner geworden. Die vom Autor beabsichtigte Validität der Untersuchung wurde nicht allein dadurch bestätigt, daß das Buch über Jahre eine unvermindert große Käuferzahl gefunden hat. Sie zeigt sich auch darin, daß die eigentliche Art der Untersuchung bei der Vorbereitung der neuen Auflage – abgesehen von vielen neuen Feinheiten und Modifikationen der beschriebenen Technik – nicht geändert wurde. Diejenigen, die mit der Methode vertraut sind, werden daher dieses Buch als einen alten Freund begrüßen und die aus siebenjähriger Erfahrung resultierenden Modifikationen als Bereicherung zu schätzen wissen.

Die Nachfrage nach einem solchen Buch ist nicht deshalb angestiegen, weil Ärzte mehr Kinder mit offenkundigen neurologischen Erkrankungen sehen, sondern weil in den vergangenen Jahren das Interesse an der möglichen Beziehung zwischen dem kindlichen Verhalten und dem Gehirn als dem für dieses Verhalten verantwortlichen Organ angestiegen ist. Kinderärzte und Kinderneurologen werden mehr und mehr aufgefordert, Kinder mit Verhaltens- und Lernstörungen unter der Fragestellung zu untersuchen, ob irgendein Hinweis für eine neurologische Störung besteht. In neuen und erweiterten Kapiteln diskutiert der Autor die Schwierigkeiten und Gefahren, die sich hinter den Voraussetzungen verbergen, die der Überweisung solcher Kinder zum Arzt zugrunde liegen. Das neue Kapitel über neurologische Untersuchung und minimale zerebrale Dysfunktion und die abschließende Diskussion des Autors über den Zusammenhang von geringen neurologischen Funktionsstörungen und Verhalten stellen für sich allein bereits eine notwendige Ergänzung für den Bücherschrank eines jeden Arztes dar. Die Diskussion unterstreicht erneut die Notwendigkeit eines zuverlässigen Instrumentariums für die Untersuchung dieser Kinder.

Zur Einführung der vorliegenden Auflage kann ich daher nichts Besseres tun, als dieselben Anmerkungen zu wiederholen, die ich 1970 der ersten Auflage vorangestellt habe: „Das vordringlichste Erfordernis zur Untersuchung dieser Kinder ist die Entwicklung eines zuverlässigen Instrumentariums. Diejenigen, die mit den Arbeiten von *Prechtl* und seinen Mitarbeitern über Säuglinge vertraut sind, werden in diesem Buch die peinlich genaue Beachtung des Details wiederfinden, die auch ihre früheren Bücher auszeichnet.“ (Es muß betont werden, daß *Touwen* dieser Tradition treu geblieben ist). „Jeder Test ist klar beschrieben und illustriert. Der Untersuchungsbogen gestattet zudem ein Registrieren, das rasch quantifizierbar ist. Solchermaßen ist der Arzt gut gerüstet, Kinder mit einer geringen neurologischen Funktionsstörung zu untersuchen, gleichzeitig aber auch diejenigen mit einer größeren Funktionsstörung zu beurteilen.“

Martin Bax

Inhaltsverzeichnis

Kapitel 1
Einleitung

In diesem Buch soll eine spezielle und ausführliche neurologische Untersuchungsmethode für Kinder dargestellt werden, die das Ziel verfolgt, geringfügige Abweichungen der neurologischen Funktionen aufzudecken. Die Entwicklung einer solchen Methode bedarf einer Rechtfertigung, da sich die Frage stellt, warum die üblichen neurologischen Untersuchungstechniken, die von vielen Neuropädiatern und Neurologen angewandt werden, nicht ausreichend sein sollen. Hierbei muß unterschieden werden, warum eine spezielle Untersuchung für Kinder und warum eine Untersuchung für geringfügige Abweichungen notwendig ist.

Zur ersten Frage ist festzustellen, daß sich das kindliche Nervensystem qualitativ von dem eines Erwachsenen unterscheidet. Es handelt sich um ein System nervöser Strukturen, das sich in einer raschen Entwicklung befindet, während das des Erwachsenen eine relativ stabile Phase erreicht hat. Folglich muß die Untersuchung diese entwicklungsbedingten Veränderungen der Leistungsfähigkeit des kindlichen Nervensystems berücksichtigen. Das bedeutet, daß der Untersucher die Entwicklungsgeschichte neurologischer Phänomene kennen muß, da sich einige dieser Phänomene mit dem Alter lediglich verändern (z.B. die Diadochokinese), während sich andere ganz verlieren (z.B. viele assoziierte Bewegungen). Ferner gibt es einige neurologische Zeichen, die für das Kindesalter spezifisch sind. Wenn zum Beispiel überhaupt choreiforme Dyskinesien vorhanden sind, so sind sie üblicherweise im Kindesalter deutlicher ausgeprägt als im Erwachsenenalter. Auch geringe Gangabweichungen sind im Kindesalter besser zu beobachten als in späterem Alter bei voll differenziertem Gehen. Aus diesen Gründen ist eine Untersuchungstechnik, die von den neurologischen Funktionen des Erwachsenen ausgeht, bei Kindern unzureichend, da sie die spezifischen Eigenschaften eines sich entwickelnden Nervensystems nicht erfaßt. Die anzuwendende Methode muß also eine entwicklungsneurologische Methode sein.

Die Beantwortung der zweiten Frage, warum eine Untersuchung für geringfügige Abweichungen erforderlich ist, steht in Zusammenhang mit der Indikation zur neurologischen Untersuchung überhaupt. Für eine neurologische Untersuchung von Kindern unter besonderer Berücksichtigung von minimalen Abweichungen gibt es drei Hauptindikationsgruppen:

Erstens bei Verdacht auf eine neurologische Erkrankung im Anfangsstadium, ausgehend von den Beschwerden des Kindes (z.B. Kopfschmerzen und Erbrechen oder langsamer Abbau der geistigen und/oder motorischen Fähigkeiten) oder von der Familienanamnese (z.B. tuberöse Sklerose oder Muskelerkrankungen). Zweitens müssen bei Kindern mit eindeutigen neurologischen Erkrankungen, wie z.B. einigen Formen der Zerebralparese, sämtliche Aspekte ihrer neurologischen Störung erfaßt werden, die für die Erstellung des Behandlungsplanes relevant sind. So können z.B. bei einem Kind mit einer offensichtlichen Hemiplegie geringe Koordinationsstörungen in der „gesunden" Hand gefunden werden, die ebenfalls eine Behandlung erfordern. In beiden Fällen muß die Untersuchungstechnik empfindlich genug sein, um leichte neurologische Funktionsstörungen aufzudekken.

Drittens werden viele Kinder zu einer gründlichen neurologischen Untersuchung überwiesen, weil Eltern oder Lehrer über Verhaltens- und/oder Lernstörungen klagen, ohne daß zunächst eine neurologische Ursache erkennbar ist und ohne daß weitere Beschwerden bestehen, die auf eine neurologische Störung hinweisen. Mit dieser dritten Gruppe von Kindern beschäftigt sich dieses Buch hauptsächlich. Es will dem Untersucher bei der Beantwortung der Frage behilflich sein, ob eine neurologische Funktionsstörung vorliegt, die als sog. „organische Basis" für Verhaltensauffälligkeiten anzusehen ist. Falls eine neurologische Funktionsstörung vorhanden ist, wird sie gering sein, so daß die Untersuchung ausführlich und umfassend genug sein muß, um eine möglichst große Zahl neuraler Phänomene zu überprüfen.

Wichtig ist, daß sich der Untersucher darüber im klaren ist, was eine neurologische Untersuchung überhaupt aufdecken kann. Lern- und Verhaltensprobleme sind nur ein Teil eines komplexen Verhaltensmusters, das sich als Gesamtheit der Handlungen definieren läßt, die ein Kind ausführt, um seine Umgebung oder sich selbst in Beziehung zu dieser Umgebung zu ändern. Zweifellos wird komplexes Verhalten durch das Nervensystem vermittelt. Durch eine neurologische Untersuchung kann aber naturgemäß nur der Teil des Verhaltens beurteilt werden, der in den Rahmen der Untersuchung selbst fällt (z.B. sensomotorische Funktionen, Körperhaltung und Motilität,

Reaktion und Antwort). Das Fehlen neurologischer Minimalzeichen ist kein Beweis für eine vollständige Integrität des Gehirns. Desgleichen impliziert das Vorhandensein dieser Zeichen nicht automatisch einen Kausalzusammenhang mit dem manifesten Verhalten. Nur in einigen Fällen kann ein solcher Zusammenhang hergestellt werden, beispielsweise Koordinationsstörungen oder eine choreiforme Dyskinesie bei einem Kind mit plumpen, ungeschickten Bewegungen. Dieser Punkt wird ausführlich in den Kapiteln 2 und 13 diskutiert. An dieser Stelle genügt die Feststellung, daß jedes Kind mit Lern- und Verhaltensstörungen neurologisch untersucht werden sollte, weil das Gehirn an der Entstehung des Verhaltens beteiligt ist und die neurologische Beurteilung zumindest über die Integrität eines Teils des Gehirns eine Aussage machen kann. Die Beurteilung muß keineswegs zu einer spezifischen Diagnose bezüglich der Ursache der Verhaltensstörung führen, sie muß jedoch als ein notwendiger Bestandteil des diagnostischen Prozesses angesehen werden. Zweifellos soll die neurologische Untersuchung zunächst funktionelle Störungen aufdecken oder ausschließen. Sie sollte jedoch ebenfalls eine Unterscheidung dieser Störungen von Abweichungen ermöglichen, die aus einer verzögerten Hirnreifung resultieren, die ihrerseits nicht notwendigerweise das Ergebnis einer Hirnschädigung ist. Eine umfassende und am Alter des Kindes orientierte Untersuchung zielt auf eine Differenzierung in diesem Punkte ab. Dazu soll noch einmal der Unterschied zwischen einer neurologischen Untersuchung und der Beurteilung des Entwicklungsstandes hervorgehoben werden. Letzteres befaßt sich hauptsächlich mit der korrekten Ausführung von Funktionen, wie sie entsprechend der Reifung von Verhaltensweisen im Entwicklungsverlauf erwartet werden. Im Gegensatz dazu befaßt sich die neurologische Untersuchung – bereits unter Berücksichtigung entwicklungsbedingter Veränderungen – mit der Art und Weise, in der ein Kind eine bestimmte Aufgabe durchführt (s. auch *Touwen* 1974).

Die in diesem Buch beschriebene neurologische Untersuchungsmethode ist Teil des methodischen Rüstzeugs eines neuen Spezialgebietes. Da es das komplizierteste System des Körpers betrifft, ist es nicht verwunderlich, wenn die Untersuchungsmethoden entsprechend vielschichtig sind, damit schwierig und zeitaufwendig erscheinen und spezielle Fertigkeiten und Kenntnisse erfordern. Es ist jedoch nicht möglich, eine Serie von neurologischen Tests zu entwickeln, die zwischen einer normalen und abnormen Funktion des Gehirns unterscheiden. Der Wunsch, für diesen Zweck eine Kurzform eines neurologischen Screenings zur Verfügung zu haben, ist verständlich, berücksichtigt jedoch nicht die speziellen Eigenschaften des Zentralnervensystems. Die Prüfung eines einzelnen Teils des neurologischen Repertoires, z.B. Greifen oder Laufen, kann über diese spezielle Funktion Auskunft geben, wird aber nicht die neurologischen Mechanismen untersuchen, die dieser Funktion zugrunde liegen. Gerade hierauf kommt es jedoch bei einer nicht altersentsprechenden Leistung an. Darüberhinaus gibt die Untersuchung eines einzelnen Aspekts des Nervensystems, z.B. der Koordination, keine ausreichende Information über andere Aspekte, wie z.B. Muskelkraft oder die Reflexe.

Es müssen natürlich auch Funktionen wie Hören, Sprechen und Sehen eingehend untersucht werden. Da sich dieses Buch aber nur mit der neurologischen Routineuntersuchung beschäftigt, wurde der ausführlichen Untersuchung dieser Funktionen keine Aufmerksamkeit gewidmet. Zudem sollte sie zu einem anderen Zeitpunkt erfolgen als die neurologische Untersuchung, da die Kombination beider Untersuchungsgänge zu viel Zeit erfordert und das Kind zu sehr ermüdet, wobei entsprechend unzuverlässige Ergebnisse erzielt werden. Aus demselben Grund wird die elektro-enzephalographische Untersuchung nicht diskutiert.

Eine abschließende Bemerkung muß noch zum Problem der sogenannten „Normwerte" gemacht werden. In Groningen haben wir über einen Zeitraum von vielen Jahren Kinder nachuntersucht, von denen in der Neonatalperiode ein sehr gründlicher neurologischer Status erhoben worden war. Mit den dabei von uns entwickelten Techniken zur Durchführung einer neurologischen Untersuchung von Kindern zwischen drei und zwölf Jahren beschäftigt sich dieses Buch. Wir beschreiben, was wir in der speziellen, von uns untersuchten Gruppe als normalen Entwicklungsverlauf und normale Leistungen von gesunden Kindern dieser Altersklasse gefunden haben. Im Verlauf unserer Arbeit und mit wachsender Erfahrung sahen wir uns veranlaßt, den Wert von generellen Normen in Frage zu stellen. Wir glauben, daß die einzelnen Bevölkerungsgruppen so stark variieren, daß „absolute" Normen wohl nie zu erreichen sind. Das zeigt der Vergleich von Kindern aus größeren Städten mit Kindern aus kleinen Dörfern oder ländlichen Gebieten, von Kindern unterschiedlicher sozioökonomischer oder ethnischer Herkunft und von Kindern verschiedenen Geschlechts. Für viele Items in dieser neurologischen Untersuchung muß jeder Untersucher seine eigenen Normen für seine Gruppe finden, um so seine Ergebnisse zuverlässig interpretieren zu können. Das Ziel dieses Buches ist es, eine standardisierte und umfassende Methode zur neurologischen Untersuchung von Kindern anzubieten, die es dem Untersucher ermöglicht, seine eigenen Ergebnisse mit anderen zu vergleichen und auf diese Weise Einsichten in die Probleme seiner Patienten zu gewinnen.

Kapitel 2
Die neurologische Untersuchung und MCD*

Seitdem *Goldstein* (1936) sowie *Strauss* u. *Werner* (1943) die Existenz eines Syndroms einer zerebralen Funktionsstörung postulierten, das sowohl durch neurologische als auch durch Verhaltensauffälligkeiten gekennzeichnet war, haben viele Autoren versucht, dieses „Syndrom" in klar erkennbare Entitäten zu unterteilen. Andere haben eine solche Differenzierung und sogar das gesamte Konzept eines solchen Syndroms kritisiert. Die Diskussion über dieses Problem hält unvermindert an. Am Ende dieses Kapitels sind einige relevante Artikel zu diesem Thema aufgeführt. Es muß jedenfalls festgestellt werden, daß der Ausruf „Es ist an der Zeit, die Vorstellung von einem solchen Syndrom auszumerzen, bevor es sich zu sehr in der Literatur festsetzt" (*Pond* 1960) vergeblich getan wurde. Unglücklicherweise ist solch ein Syndrom in der neuropädiatrischen und psychologischen Literatur der letzten beiden Jahrzehnte weit verbreitet.

Der Kernpunkt, mit dem wir uns hier beschäftigen, ist die vermutete Beziehung zwischen kindlichen Verhaltensstörungen und neurologischen Funktionsstörungen. Voraussetzung für diese Beziehung ist einerseits eine gut definierte Gruppe von Verhaltens- und Lernstörungen, andererseits eine exakte Beschreibung der neurologischen Funktionsstörung. Die Schwierigkeiten der Definition wurden u.a. bereits von *Walzer* u. *Richmond* (1973, s. Tab. 1) sowie von *Becker* (1976) dargestellt, der mehr als 50 Symptome auflistet, dann aber ganz arglos hinzufügt: „Interessanterweise können einige Kinder mit MCD in ihrem Verhalten ganz anders sein".

Um die angenommene Beziehung zwischen neurologischer Funktionsstörung und Verhalten untersuchen zu können, muß notwendigerweise innerhalb dieses sogenannten Syndroms zwischen Symptomen der neurologischen Funktionsstörung und Symptomen der Verhaltensstörung unterschieden werden. Der Lösung dieses Problems kann man mit drei Ansätzen näher kommen. Erstens kann

*MCD bedeutet „minimale cerebrale Dysfunktion". Im englischen Sprachgebrauch ist die Abkürzung MBD gebräuchlich, die in unterschiedlicher Weise für „minimal brain dysfunction" oder „minimal brain damage" verwendet wird.

Tabelle 1 Einige der auf Lern- und Verhaltensstörungen angewandten Bezeichnungen (*Walzer* u. *Richmond* 1973)

minimale Hirnschädigung
minimale cerebrale Dysfunktion
Clumsy-child-Syndrom
visuomotorische Störung
hyperkinetisches Syndrom
Dyslexie
spezifische Lesestörung
kongenitale Wortblindheit
motorische Perzeptionsstörung
Störungen der Verarbeitung und Expression
Strephosymbolie

man von Kindern mit einer Hirnschädigung ausgehen und untersuchen, ob sie in ihrem Verhalten eindeutig von Kindern ohne Hirnschädigung abweichen. Dieser Ansatz wurde von *Eisenberg* (1957), *Shaffer* u. Mitarb. (1974) und *Rutter* (1977) angewandt. Sie verwendeten eindeutige und unstrittige neurologische Zustände als Kriterien einer Hirnschädigung, die von Epilepsie und Zerebralparese bis zu Impressionsfrakturen des Schädels mit schwerer Schädigung des Gehirns reichen. Selbstverständlich muß der unterschiedliche Charakter der Hirnschädigung berücksichtigt werden, wenn man die Ergebnisse der Studien betrachtet. Die Untersuchungen von *Wolff* u. *Hurwitz* (1973) und *Stine* u. Mitarb. (1975) stellen ebenfalls Beispiele für diesen Ansatz dar. Sie verwenden jedoch den Nachweis von geringen neurologischen Symptomen als Hinweis auf eine neurologische Funktionsstörung. Die Ergebnisse aller dieser Untersuchungen lassen vermuten, daß die Beziehung zwischen neurologischer Funktionsstörung und Verhaltensstörung wechselnd ausgeprägt ist und erheblich von Faktoren wie Intelligenz, sozialer Schicht, häuslicher Umgebung und ähnlichem beeinflußt wird.

Ein zweiter Ansatz beruht darauf, Kinder zunächst nach vorhandenen oder fehlenden Störungen des Verhaltens und Lernens einzustufen und dann nach Zeichen einer neurologischen Funktionsstörung zu suchen. Beispiele hierfür sind die Untersuchungen von *Werry* (1975), *Satterfield* u. Mitarb. (1972), *O'Malley* u. *Eisenberg* (1973), *Stephenson* (1975), *Steinhausen* (1976) und *McMahon* u. Mitarb. (1977), die jeweils die Hyperaktivität als Leitsymptom der Verhaltensauffälligkeiten verwendeten. Dagegen benutzten *Schain* (1972), *Adams* u. Mitarb. (1974) und *Hart* u. Mitarb. (1974) als Kriterium Lernstörungen und mangelhaften Schulerfolg, *Rutter* u. *Yule* (1975) verzögertes Lesenlernen und *Shaffer* u. Mitarb. (1974) einen von der Mutter ausgefüllten Fragebogen zur Einschätzung von Verhaltensauffälligkeiten. Auch in diesen Untersuchungen ließ sich keine direkte Beziehung zwischen Verhaltensstörungen und neurologischer Funktionsstörung nachweisen. Wiederum spielten zusätzliche Variablen eine entscheidende Rolle.

Ein dritter Ansatz ist in Untersuchungen dargestellt, die das Konzept der MCD als klinische Einheit, hervorgerufen durch eine zerebrale Funktionsstörung, verwenden und sich auf die Ätiologie dieses Zustandes konzentrieren. Die subjektive Verwendung der Begriffe „MCD" (ob er nun alle Verhaltens- und Lernstörungen abdeckt oder nicht) und „zerebrale Funktionsstörung" (mag er eine neurologische Funktionsstörung einschließen oder nicht) verwischen das hier zur Rede stehende Problem (z.B. *Sainz* 1966, *Paine* 1968, *Wender* 1971, *Satz* u. Mitarb. 1971, *Mangold* 1974, *Arnold* 1976). Man hat den Eindruck, daß Autoren, die diesen Ansatz verwenden, das Problem des Zusammenhangs zwischen Gehirn und Verhalten für gelöst halten.

Der kritische Punkt bleibt die Vielfalt der klinischen Symptomatologie. Sie könnte vielleicht durch das unterschiedliche Ausmaß der zerebralen Schädigung erklärt werden (zum Beispiel durch biochemische Störungen oder Reifungsverzögerungen), aber es spielen eben auch andere Faktoren, wie Umgebung und Intelligenz, eine Rolle. Wie dem auch sei, die Angelegenheit ist offensichtlich nicht so einfach, wie es zunächst scheint. Wenn wir behaupten, „Verhalten" werde durch das Gehirn vermittelt, so ist das nicht gleichbedeutend damit, daß „normales" (allgemein akzeptiertes) Verhalten ein „normales" (intaktes) Gehirn impliziert, oder daß ein gestörtes Verhalten (z.B. das als MCD-Verhalten bezeichnete) ein abnormes Gehirn (eins, was z.B. geschädigt ist) impliziert. Ein „abnormes" Gehirn kann ein sozial akzeptiertes Verhalten hervorbringen, wie von Epilepsiekranken demonstriert, oder durch die Tatsache, daß Kinder ohne Verhaltens- oder Lernstörungen unterschiedliche Typen einer geringen neurologischen Funktionsstörung aufweisen können. Andererseits kann ein „normales" Gehirn ein weites Spektrum von Verhalten hervorrufen, wenn es unter extremen Bedingungen getestet wird.

Wie in Kap. 13 weiter ausgeführt wird, beruhen alle konkreten Verhaltensweisen auf der Entwicklungsgeschichte des entsprechenden Gehirns, und viele Variablen, endogene und exogene, sind Teil dieser Entwicklung. Es ist somit davon auszugehen, daß kein Gehirn vollständig dem anderen gleicht, so wie zwei Verhaltensweisen sich nicht vollständig gleichen. Wenn man dann noch bedenkt, daß durch die neurologische Untersuchung lediglich ein Teil des Gehirns beurteilt wird, so überrascht die folgende Anmerkung kaum: „Minimale cerebrale Dysfunktion – maximale neurologische Verwirrung" (*Gomez* 1967).

Bei der Suche nach Beziehungen zwischen Gehirn und Verhalten muß als Ziel folgende Analyse angestrebt werden: In welcher Weise ist das Gehirn in der Lage, den Anforderungen der Umgebung nachzukommen? Hierbei muß die Variabilität sowohl des Gehirns als auch der Umgebung berücksichtigt werden. Folglich ist bei Kindern mit Verhaltens- und Lernschwierigkeiten eine genaue und objektive Beschreibung der Störung erforderlich, sowohl unter Gesichtspunkten der Neurologie als auch des Verhaltens (*Barlow* 1974, *Stephenson* 1975, *Yule* 1978), wobei gleichzeitig Umwelteinflüsse zu beachten sind (*Sameroff* u. *Chandler* 1975). Darüber hinaus müssen Wechselbeziehungen zwischen den unterschiedlichen Methoden erfaßt werden, die auf die damit gewonnenen Messungen (oder Ergebnisse) einwirken. Aus diesem Grunde empfiehlt sich die Anwendung einer großen Anzahl von Methoden, damit sichergestellt ist, daß die gefundenen Beziehungen tatsächlich Merkmalsbeziehungen sind und nicht auf eine Methodenvarianz bezogen werden müssen (s. auch *Hopkins* 1976).

Ein Beispiel für diesen Ansatz ist die Untersuchung von *Kalverboer* (1975) über die Beziehung zwischen Neurologie und Verhalten bei Vorschulkindern. In dieser sehr sorgfältig durchgeführten Studie waren die genannten Beziehungen von der Situation abhängig, in der das Verhalten beobachtet wurde. Darüberhinaus waren sie bei Jungen und Mädchen unterschiedlich. Wenn beispielsweise Mädchen mit ihrer Mutter allein in einem Raum gelassen wurden, so zeichneten sich diejenigen mit mäßigen neurologischen Scores durch einen ausgeprägten Erkundungsdrang aus, wohingegen sich Mädchen mit besseren Scores offensichtlich unbehaglich fühlten. Solche eindeutigen Unterschiede wurden bei Jungen jedoch nicht gefunden. Jungen mit ungünstigen neurologischen Scores entfalteten in einer Situation mit einer geringen Auswahl von Spielzeug eine geringe, in Situationen mit einer großen Auswahl an Spielzeug dagegen eine relativ hohe Spielaktivität. Eine für Jungen und Mädchen unterschiedliche Beziehung zu den Verhaltensvariablen wurde auch bei den verschiedenen Gruppen deutlich, aus denen der neurologische Befund zusammengesetzt ist (Sensomotorik, Haltung, Koordination, choreiforme Dyskinesie, Funktionsreifung). *Kalverboer* (1979) hat jedoch nachdrücklich betont, daß die Varianz seiner Ergebnisse nur in einem sehr begrenzten Ausmaß (4 bis 8 Prozent) durch Beziehungen zwischen Neurologie und Verhalten erklärt werden können (eine Warnung, die man beim Lesen über solche Beziehungen immer vor Augen haben sollte). Beispiele dafür sind die behaupteten Beziehungen zwischen Lernstörungen und neurologischen Zeichen (*Adams* u. Mitarb. 1974, *Hart* u. Mitarb. 1974, *Stine* u. Mitarb. 1975), zwischen vermehrter Ablenkbarkeit und „Hirnschädigung" (*Schulman* u. Mitarb. 1965), Lesestörungen und choreiformer Dyskinesie (*Wolff* u. *Hurwitz* 1973), oder zwischen perinatalen Komplikationen und Verhalten im Schul- oder Vorschulalter (*Werry* 1968), um nur einige zu nennen. Wir sollten nie vergessen, daß dies statistische Zusammenhänge sind, die lediglich für einen begrenzten Anteil der Varianz innerhalb der untersuchten Gruppe verantwortlich sind. Aus diesem Grunde sind individuelle Vorhersagen kaum jemals möglich (*Barlow* 1974).

Die hier dargestellte Technik einer neurologischen Untersuchung von Kindern mit ihrer besonderen Betonung der geringen neurologischen Abweichungen ermöglicht es dem Untersucher, eine subtile Einschätzung des neurologischen Befundes vorzunehmen, wenn die traditionelle Diagnostik keinen Erfolg verspricht. Es ist eine angemessene Technik für den neurologischen Anteil des diagnostischen Vorgehens bei einem Kind mit Verhaltens- und Lernstörungen. Eine solche Diagnostik kann für die Behandlung des betroffenen Kindes bedeutsam sein, da die Behandlung einer leichten neurologischen Störung das Verhalten insgesamt günstig zu beeinflussen vermag. Gleichzeitig ist sie eine Voraussetzung für die Untersuchung der Beziehungen zwischen Nervensystem und Verhalten.

Einige kritische Kommentare zum Konzept der MCD

Arnold, L.E.: Is this label necessary? J. Sch. Hlth. 43 (1973) 510–514

Barlow, C.F.: 'Soft signs' in children with learning disorders. Amer. J. Dis. Child. 128 (1974) 605–606

Bax, M., R. Mac Keith: Minimal Cerebral Dysfunction. Clinics in Developmental Medicine, No. 10. Spastics Society with Heinemann, London 1963

Birch, H.G.: Brain Damage in Children. Williams & Wilkins, Baltimore 1964

Birch, H.G., A. Thomas, S. Chess: Behavioral development in brain damaged children. Arch. gen. Psychiat. 11 (1964) 596–603

Gellis, S.S.: Editorial comment. Amer. J. Dis. Child. 129 (1975) 1324

Gomez, M.R.: Minimal cerebral dysfunction (maximal neurologic confusion). Clin. Pediat. 6 (1967) 589–591

Kalverboer, A.F.: A Neurobehavioural Study in Pre-school Children. Clinics in Developmental Medicine, No. 54. S.I.M.P. with Heinemann, London 1975

Kalverboer, A.F.: MBD: discussion of the concept. Advanc. Biol. Psychiat. 1 (1978) 5–17

Pond, D.: Is there a syndrome of brain damage in children? Cerebr. Palsy Bull. 2 (1960) 296–297

Rutter, M.: Brain damage syndromes in childhood: concepts and findings. J. Child Psychol. 18 (1977) 1–21

Schain, R.J.: Neurology of Childhood Learning Disorders. Williams & Wilkins, Baltimore 1972

Schulman, J.L., J.C. Kaspar, F.M. Throne: Brain Damage and Behavior. Thomas, Springfield/Ill. 1965

Shaffer, D.: Natural history of the minimal brain dysfunction syndrome. Advanc. biol. Psychiat. 1 (1978) 18–34

Stephenson, P.S.: The hyperkinetic syndrome: some misleading assumptions. Canad. med. Ass. J. 113 (1975) 764, 767–769

Touwen, B.C.L.: Minimal brain dysfunction and minor neurological dysfunction. Advanc. biol. Psychiat. 1 (1978) 55–67

Walzer, S., J.B. Richmond: The epidemiology of learning disorders. Pediat. Clin. N. Amer. 20 (1973) 549–565

Walzer, S., P.H. Wolff: Minimal cerebral dysfunction in children. Semin. in Psychiat. 5 (1973) 1

Werry, J.S.: Studies on the hyperactive child. IV: An empirical analysis of the minimal brain dysfunction syndrome. Arch. Gen. Psychiat. 19 (1968) 9–16

Yule, W.: Developmental psychological assessment. Advanc. biol. Psychiat. 1 (1978) 35–54

Kapitel 3
Entwurf einer neurologischen Untersuchungstechnik zur Aufdeckung geringer neurologischer Symptome

Als Ergebnis einer neurologischen Untersuchung ist eine umfassende Bewertung der Funktionen des Nervensystems zu fordern. Die Untersuchung muß daher so vollständig wie möglich sein. Außerdem sollte sie auch bei Wiederholung durch denselben und andere Untersucher dieselben Ergebnisse erbringen und auf objektiven Kriterien basieren.
Neurologische Untersuchungen bei Kindern wurden von vielen Untersuchern durchgeführt, was zu den unterschiedlichsten Untersuchungsschemata geführt hat, entsprechend dem persönlichen Geschmack und den Präferenzen der Untersucher. Da es unmöglich ist, eine Methode zu entwerfen, die sämtliche beschriebenen Tests einbezieht, ist ein Kompromiß unumgänglich. Nachfolgend wollen wir unsere Auswahl von Tests begründen.
Bei der neurologischen Untersuchung ist die Bewertung der großen Vielzahl von motorischen Funktionen am wenigsten problematisch, da sie bei Prüfung unter standardisierten Bedingungen objektiv beschrieben und gemessen werden können. Diese Gruppe umfaßt Haltung, Spontanbewegung, Widerstand gegen passive Bewegungen, Muskelkraft, Reflexe und Lokomotion.
Sensorische Funktionen, die in Beziehung zur Bewegung stehen, sind ebenfalls leicht einzuschätzen. Hierzu gehören Augenmotilität und Pupillenreaktionen, Nystagmus, grobe Schmerzempfindung (Fluchtreaktionen) und die Propriozeptoren (Muskelspindeln).
Dagegen können diejenigen sensorischen Qualitäten, deren Wahrnehmung nur durch verbale Reaktionen oder Nachahmung überprüfbar sind, leicht falsch interpretiert werden, da sie von der sprachlichen Entwicklung und der geistigen Kapazität des Patienten abhängig sind. So ist es außerordentlich schwierig, zuverlässige Daten über die Empfindung von leichten Berührungsreizen oder Unterschiede in der Schmerzempfindung zu erhalten, insbesondere bei Kindern mit Verhaltensstörungen und/oder geistiger Behinderung. Der Untersucher wird lediglich vage und subjektive Eindrücke sammeln können. Dieselben Schwierigkeiten bestehen bei der Beurteilung der Zwei-Punkte-Diskrimination und der Stereognosie, bei denen die Intelligenz und

Unserer Erfahrung nach sind viele klassische Tests der Erwachsenenneurologie nicht sensibel genug, um Störungen bei Kindern mit relativ geringen Funktionsstörungen aufzudecken. Bei Kindern mit einer schweren neurologischen Störung, z.B. einer Hemiplegie, kann man für die sensorischen Funktionen die klassischen Methoden verwenden, um grobe sensible Ausfälle wie den Verlust der Berührungsempfindlichkeit in der gesamten hemiplegischen Extremität nachzuweisen. Sogar unter diesen Umständen wird eine Einschätzung nur dann zuverlässig sein, wenn das Kind alt genug, ausreichend intelligent und motiviert ist, auf die Fragen des Untersuchers zu antworten. Auch bei Kindern mit Verhaltensstörungen war für uns die Beurteilung sehr schwierig, ob z.B. die Angaben zur Zwei-Punkte-Diskrimination zuverlässig waren, dies sogar bei Neun- bis Zehnjährigen. Die Antworten waren von Untersuchung zu Untersuchung widersprüchlich und nicht reproduzierbar. Wir hielten daher diese Tests für die Routineuntersuchung solcher Kinder für ungeeignet. Die Durchführung einer gesonderten ausführlichen Prüfung der sensorischen Funktionen kann jedoch in Einzelfällen sinnvoll sein.
Selbstverständlich muß sich der Untersucher darüber im klaren sein, daß die Untersuchung einer einzelnen Funktion notwendigerweise andere Funktionen mit einbezieht. Dies gilt es zu beachten, wenn ein Kind die Anforderungen eines Tests nicht erfüllt. Wenn der Untersucher ein solches Ergebnis richtig interpretieren will, muß er versuchen, die Ursache für das Versagen des Kindes zu finden. Nehmen wir als Beispiel einen Test zur Prüfung der Sehschärfe, wie die Snellen-Letter-Charts, den Sheridan-Gardner-Test oder lediglich Bildkarten: erreicht ein Kind hier ein gutes Ergebnis, bedeutet das, daß tatsächlich die Sehschärfe untersucht wurde. Versagt dagegen ein Kind, so muß der Untersucher berücksichtigen, daß der Test nicht nur die Sehfähigkeit prüft, sondern auch die Fähigkeit, Gegenstände zu erkennen und zu benennen. Ein Versagen ist nicht unbedingt gleichbedeutend mit einer eingeschränkten Sehfähigkeit, insbesondere bei verhaltensgestörten Kindern mit kurzer Aufmerksamkeitsspanne und schlechter Konzentrationsfähigkeit. Diese Faktoren beeinflussen möglicherweise das endgültige Ergebnis, so daß solche Kinder gegebenenfalls besser zu einem Augenarzt überwiesen werden, der häufig mit Hilfe der Skiaskopie bessere und objektivere Daten über die Sehfähigkeit gewinnen kann. Bei von der Norm abweichenden Ergebnissen sind die durch neurale Mechanismen erklärbaren zu unterscheiden von denen, die durch eine Vielzahl von Faktoren bedingt sind. Denn Lernen, soziale Bedingungen und unzählige andere

Umgebungsfaktoren beeinflussen die Leistung. Das Ergebnis eines Schlags auf die Patellarsehne kann ohne Schwierigkeiten auf einen neuralen Mechanismus bezogen werden, die Sehfähigkeit ist jedoch, wie bereits aufgezeigt, von vielen Faktoren abhängig.

Dasselbe gilt für viele Tests zur Überprüfung der motorischen Koordination. Wenn ein Kind Streichhölzer aufhebt und in eine Streichholzschachtel legt, so gewinnt der Untersucher lediglich einen Eindruck von den Fähigkeiten, mit kleinen Gegenständen zu hantieren. Eine Quantifizierung der Leistung (Zahl der Streichhölzer, die pro Zeiteinheit in die Schachtel gelegt werden), macht daraus jedoch noch keinen eindeutig neurologischen Test, da die Ergebnisse nach sehr unterschiedlichen Aspekten interpretiert werden können (das gilt auch für die meisten Items der Oseretsky-Skala). Zusätzlich zur motorischen Koordination sind viele andere Faktoren beteiligt, wie visuomotorische Fähigkeiten, Intelligenz, Motivation und Aufmerksamkeitsspanne.

Der Körperkoordinationstest für Kinder (*Kiphard* u. *Schilling* 1970) und der Imitation-of-Gestures-Test (*Berges* u. *Lezine* 1965) messen die Ausführung des Tests, geben jedoch keine Erklärung für eine schlechte Leistung. Zweifellos sind solche Tests nützlich zur Differenzierung zwischen normalen und von der Norm abweichenden Kindern, aber der Typ und die Ursache der Normabweichung müssen anschließend mit Hilfe einer neurologischen Untersuchung abgeklärt werden.

Bei der Planung einer spezifischen neurologischen Untersuchungstechnik müssen Merkmale komplexer Verhaltensweisen ausgesondert werden, die sich als neurologische Items darstellen könnten. Wenn beispielsweise eine unspezifische Hyperaktivität als abnormes neurologisches Symptom gewertet wird, dann wird diese Art von Verhaltensstörung automatisch als ein neurologisches Zeichen interpretiert, obwohl jegliche Kenntnis über seine organische Grundlage fehlt. Fluktuierende Aufmerksamkeit oder eine kurze Aufmerksamkeitsspanne, ob sie nun beobachtet oder anamnestisch berichtet wird, kann nicht als Beweis für eine Hirnfunktionsstörung per se gewertet werden. Wenn ein Kind neurologische Symptome aufweist, die eindeutig auf eine Hirnfunktionsstörung hinweisen, so dürfen wir vermuten, daß die Verhaltensstörungen eine organische Grundlage haben. Ein endgültiger Beweis wird jedoch nicht möglich sein.

In der Auswahl der Tests haben wir versucht, möglichst viele Gesichtspunkte der neurologischen Funktion einzubeziehen und dabei zur Beurteilung eines bestimmten Gesichtspunktes mehr als einen Test zu verwenden. In einigen Fällen wäre es möglich gewesen, die Zahl der Tests zu erhöhen. Es könnten zum Beispiel wesentlich mehr Reflexe geprüft werden. Wir glaubten jedoch, daß eine erhöhte Zahl von Reflexprüfungen in einer Routineuntersuchung nicht unbedingt mehr Informationsausbeute bedingt. Aus Gründen der praktischen Durchführung haben wir sie daher nicht berücksichtigt.

Sprache und Sprechen eines Kindes bedürfen eines gesonderten Kommentars. Dieser Verhaltensaspekt ist für den Entwicklungsneurologen und alle Ärzte, die sich mit Kindern befassen, natürlich von besonderem Interesse. Einige Formen von Sprechstörungen können zu spezifischen Hirnstörungen in Beziehung gesetzt werden, wie wir es aus der Erwachsenenneurologie kennen. Eine verzögerte und abnorme kindliche Sprachentwicklung kann den Verdacht auf eine neurale Schädigung erwecken, wobei nicht sicher ist, daß eine neurale Schädigung tatsächlich die Ursache der Abweichung darstellt. Eine sorgfältige Beurteilung von Sprache und Sprechen erfordert eine besonders fachkundige Untersuchungsmethode. Es ist eine Aufgabe für jemanden mit einer speziellen Erfahrung auf diesem Fachgebiet und sollte nicht in eine allgemeine neurologische Untersuchung einbezogen werden. Für klinische Bedürfnisse reicht es häufig aus, sich im Verlauf der Untersuchung einen Eindruck von den sprachlichen Fähigkeiten des Kindes zu machen und es nur dann, wenn es angezeigt ist, zu einer gesonderten eingehenden Untersuchung zu überweisen. Von Spezialisten durchzuführende Tests sind jedoch dann einzubeziehen, wenn in einer bestimmten Gruppe zu Forschungszwecken nach einer geringen neurologischen Funktionsstörung gesucht wird.

Abschließend soll die häufig getroffene Unterscheidung zwischen sogenannten „weichen" (oder „unsicheren", englisch „soft signs") und „harten" (oder „sicheren", englisch „hard signs") Zeichen erörtert werden. Da es für eine solche Unterscheidung keine objektiven Kriterien gibt, muß ihre Berechtigung ernsthaft bezweifelt werden. Es wurde wiederholt behauptet, daß neurologische Zeichen auf Grund von Auslösbarkeit und Interpretation als weich oder hart eingestuft werden könnten. Nach *Rutter* u. Mitarb. (1970) und *Rutter* (1977) können einige sogenannte weiche Zeichen, wie z.B. Strabismus, ihre Ursache entweder in einer neurologischen oder in einer nicht-nervalen Funktionsstörung haben. Andere weiche Zeichen dagegen können tatsächlich diskrete neurologische Zeichen darstellen und in genau derselben Weise interpretiert werden wie die bekannten (harten) Zeichen einer Zerebralparese, z.B. Reflexdifferenzen. Wieder andere

Zeichen, wie leichte Koordinationsstörungen oder plumpe Motorik, sind dagegen zu diskret für eine solche Interpretation.

Unserer Meinung nach ist die Unterscheidung von weichen und harten Zeichen eine künstliche und beruht in erster Linie auf der persönlichen Ansicht des Untersuchers. Für uns ist die Anerkennung eines neurologischen Zeichens lediglich von dem Kriterium abhängig, daß es jederzeit von verschiedenen erfahrenen Untersuchern unter Verwendung einer standardisierten Technik auslösbar und reproduzierbar ist. Diese Feststellung wird nicht durch die Tatsache widerlegt, daß einige Zeichen in ihrer Intensität schwanken oder schwierig nachzuweisen sind. Es unterstreicht vielmehr die Forderung, Kinder mit einer vermuteten Hirnfunktionsstörung mehrfach zu untersuchen.

Jedes Zeichen kann sehr unterschiedlich gedeutet werden (wie die der Babinski-Gruppe), insbesondere im Hinblick auf die Pathogenese. Ein Strabismus ist in diesem Zusammenhang ein recht eindeutiges Zeichen, obwohl seine neurologische Bedeutung nicht völlig geklärt ist. Unseres Erachtens kann ein Befund eher als neurologisches Zeichen gewertet werden, wenn er bei einem Patienten anstatt bei einem gesunden Individuum erhoben wird, obwohl wir oft die Art der Beziehung zwischen Zeichen und Störung nicht kennen. Durch dieses Buch soll eine Analyse solcher Beziehungen ermöglicht werden.

Eine weitere Unterscheidung wird oft zwischen „geringen“ (englisch „minor“) und „ausgeprägten“ (englisch „major“) Zeichen in Abhängigkeit davon getroffen, ob im täglichen Leben eine deutliche Behinderung vorhanden ist oder nicht. Eine den Gang des Kindes beeinträchtigende Spastik ist danach ein ausgeprägtes Zeichen, wogegen eine choreiforme Dyskinesie, die ein Kind auf den ersten Blick nicht beeinträchtigt, ein geringes Zeichen darstellt, wenngleich die Feinmotorik und das flüssige Schreiben dadurch erheblich gestört sein können. Der Babinski-Reflex wird als geringes Zeichen angesehen, wenn er Teil eines schwachen, nicht invalidisierenden Syndroms ist, dagegen bei einer ernsthaften Pyramidenbahn-Läsion als ausgeprägtes Zeichen.

Obwohl die Begriffe „ausgeprägt“ und „gering“ im Vergleich zu den Ausdrücken „weich“ und „hart“ harmloser wirken, beinhalten sie dennoch eine starke Interpretation und sollten deshalb so weit wie möglich vermieden werden.

Notwendige Vorbemerkungen

Entwicklungsneurologischer Ansatz

Das Nervensystem eines Säuglings oder Kindes befindet sich in einer Phase rascher Entwicklung. Der Ansatz des Untersuchers muß daher alters-spezifisch sein. Dabei ist die Kenntnis der Reifungsprozesse von Bewegungsmustern und sensorischen Mechanismen wichtig. Unsere Technik ist der Reifung des Nervensystems von den frühen Stadien mit relativ geringer Organisation bis zur zunehmenden Organisation späterer Stadien angepaßt. Das Konzept und die Technik dieser Art von Untersuchung unterscheiden sich grundsätzlich von den in der Neuropädiatrie üblicherweise angewandten, die sich von der Erwachsenenneurologie herleiten.
Es sei noch angemerkt, daß neurophysiologische Daten aus Tierexperimenten nur mit der allergrößten Vorsicht auf den Menschen übertragbar sind. So darf zum Beispiel die Analyse eines spastischen Musters einer Katze nicht als Erklärung für ein bei einem Kind zu beobachtenden Muster herangezogen werden. Nachgewiesenermaßen bestehen zwischen den Spezies beträchtliche Unterschiede in der Nervenfunktion, und man kann leicht falsche Schlußfolgerungen ziehen, wenn man die Mechanismen des kindlichen Gehirns auf der Grundlage von Tierexperimenten interpretiert (*Prechtl* u. *Lenard* 1968, *Geschwind* 1974, *Touwen* 1976).

Verhaltenszustand

Der Verhaltenszustand eines Kindes ist eine wichtige Variable, die das Ergebnis der Untersuchung erheblich beeinflußt. Im Hinblick auf das junge Kleinkind ist eine sehr genaue Beurteilung des Verhaltens während der Untersuchung für eine Interpretation der Befunde wesentlich (*Prechtl* 1977). So bedeutet zum Beispiel ein erhöhter Widerstand gegen passive Bewegungen bei einem sehr lebhaften, weinenden Kleinkind etwas ganz anderes als derselbe Befund bei einem ruhigen oder sogar schlafenden Kleinkind. In gleicher Weise muß der Verhaltenszustand von Schul- und Vorschulkindern berücksichtigt werden. Selbstverständlich ist eine Untersuchung nur bei einem wachen Kind möglich. Es reicht also aus, den Verhaltenszustand als Grad der Unruhe zu registrieren. Allgemein kann gesagt werden, daß die Art der Unruhe bei drei- bis fünfjährigen Kindern eine andere ist als bei Kindern über 6 Jahren. Während das jüngere Kind zu Beginn mit Angst, dann mit Aufregung und Schreien rea-

giert, können die Befürchtungen bei einem älteren Kind als Verspannung und Rigidität in Erscheinung treten. Selbstverständlich muß der Untersucher diese Reaktion beherrschen, bevor er mit der Untersuchung beginnt. Wenn es ihm nicht gelingt, ein weinendes Kind zu beruhigen, muß die Untersuchung abgebrochen werden. Einem älteren Kind kann man helfen, sich zu entspannen, wenn man vor der Untersuchung etwas mit ihm spielt.
Eine Einteilung der Verhaltenszustände ist in Tab. 2 vorgenommen. Der Zustand des Kindes muß zu Beginn jedes Untersuchungsabschnitts auf dem Untersuchungsbogen (S. 171) festgehalten werden. Veränderungen des Zustands während der Untersuchung können in einer gesonderten Spalte auf der rechten Seite des Untersuchungsbogens vermerkt werden. Der optimale Zustand ist für jeden Test im Text erwähnt.

Tabelle 2 Verhaltenszustand

0+	= wach, weint nicht, entspannt
1	= wach, weint nicht, verspannt und rigide
2	= wach, aufgeregt
3	= wach, weint++
4	= schreit++
5	= andere (beschreiben)+++

\+ die Skala beginnt mit „0" wegen der Kodierung auf Lochkarten
++ falls das Weinen oder Schreien längere Zeit anhält, muß die Untersuchung abgebrochen werden
+++ Müdigkeit z.B. kann hier zugeordnet werden

Bei der Beurteilung von älteren Kindern ist, im Gegensatz zur Untersuchung von Kleinkindern, ein zweiter Gesichtspunkt von Bedeutung: Die Kooperation des Kindes bestimmt die Validität der Befunde. Und diese ist natürlich abhängig von seinem Verhaltenszustand, wie oben beschrieben. Die Kooperation wird bestimmt durch das Ausmaß der Kooperationsbereitschaft, d.h. die Art und Weise, in der das Kind auf die Maßnahmen und Anforderungen des Untersuchers reagiert. In diesem Zusammenhang ist mit einer zahlenmäßigen Einschätzung hauptsächlich die Validität der neurologischen Befunde gemeint und nicht die psychiatrische Bewertung des kindlichen Verhaltens. Es reicht aus, den Bereich der Erscheinungsformen unter positiven und negativen Aspekten einzuordnen, indem man für das die Untersuchungsergebnisse beeinflussende Verhalten eindeutige Beschreibungen verwendet, ohne daß näher auf die zugrundeliegenden Mechanismen dieses Verhaltens eingegangen wird.

Tabelle 3 Kooperationsbereitschaft

0+	=	interessiert, kommt Aufforderung nach, braucht keine Stimulation, Gesichtsausdruck wach
1	=	desinteressiert, kommt aber Aufforderungen nach, braucht keine besondere Ermunterung, aber nicht aufmerksam
2	=	zögernd, braucht Ermunterung, scheint ängstlich, Gesicht verspannt
3	=	zögernd, braucht Ermunterung, scheint verdrossen, zurückgezogen
4	=	schreckt bei Annäherung zurück, kommt Aufforderungen nicht nach, scheint erschreckt
5	=	kommt Aufforderungen nicht nach, scheint teilnahmslos
6	=	wehrt sich, schubst den Untersucher weg, versucht zu entwischen
7	=	weiteres (beschreiben)

+ Die Skala beginnt mit „0" wegen der Kodierung auf Lochkarten

Die Einteilung der Kooperationsbereitschaft ist in Tab. 3 dargestellt. Sie muß am Ende eines Untersuchungsabschnitts erfolgen. Änderungen in der Kooperationsbereitschaft im Verlauf der Untersuchung können in einer gesonderten Spalte auf der rechten Seite des Untersuchungsblattes gegenüber den zugehörigen Items vermerkt werden.

Das Kind muß selbstverständlich während der gesamten Untersuchung so kooperativ wie möglich bleiben. Zuerst werden die Tests durchgeführt, durch die es vermutlich am wenigsten beunruhigt wird. Alle Verfahren, die es ängstigen oder aufregen könnten, werden an das Ende gesetzt. Dieses Vorhaben bedingt zwar eine Testabfolge, die in keiner Weise logischen Gesichtspunkten der Gehirntopographie oder funktioneller Systeme folgt (wie dies in der Erwachsenenneurologie üblich ist), hilft jedoch viele Schwierigkeiten vermeiden.

Da Müdigkeit das Verhalten des Kindes beeinflußt, muß der Zeitpunkt der Untersuchung notiert werden. Außerdem sind ausreichende Informationen zu folgenden Punkten festzuhalten: nimmt das Kind Medikamente, Zeitpunkt der letzten Mahlzeit; dies beeinflußt nicht nur das Verhalten, sondern auch das Ergebnis der Tests.

Die Leistung des Kindes kann auch durch Ermüdung im Verlauf der Untersuchung beeinträchtigt werden, insbesondere bei Tests zur Feinmotorik und Dyskinesie. Unsere Erfahrung hat gezeigt, daß es eventuell notwendig ist, ein Kind zu unterschiedlichen Tageszeiten zu untersuchen (vielleicht am frühen Morgen und am späten Nachmittag), um so die Befunde zu vergleichen. Es muß darüber hinaus berücksichtigt werden, daß auch eine bestimmte Jahreszeit (direkt vor oder nach den Ferien) oder besondere Umstände (ein bevorstehender Geburtstag zum Beispiel) einen Einfluß auf die Leistung haben (*Stemmer* 1964).

Voraussetzungen für die Untersuchungssituation und die Art des Umgangs mit dem Patienten

Da das Verhalten des Kindes entscheidend von der Umgebung, in der die Untersuchung stattfindet, beeinflußt wird, bedarf sie einer Standardisierung. Einige besonders wichtige Gesichtspunkte sollen deshalb hier besprochen werden. Dies scheint uns besonders nötig zu sein, weil einige Ärzte diese Punkte nicht besonders ernst nehmen und sie vernachlässigen. Hierdurch kann es schwierig werden, zuverlässige Resultate zu erhalten.

Ausziehen

Allgemein mögen Kinder während der Untersuchung nicht ausgezogen werden. Junge Kinder verspannen sich besonders stark, wodurch eine verläßliche Bewertung behindert wird. Dieses Problem ist bei älteren Kindern über sieben Jahren nicht so groß, obwohl Jungen bei der Untersuchung des Kremasterreflexes oft außerordentlich verschämt sind.

Zur Vermeidung dieser Probleme sollte das Ausziehen den jeweiligen Erfordernissen der Untersuchung angepaßt werden. Das Kind braucht nicht während der gesamten Untersuchung ganz ausgezogen zu sein, und es ist nach unserer Erfahrung am günstigsten, diese Phase so kurz wie möglich zu halten.* Zu Beginn der Untersuchung sollte das Kind jedoch Schuhe und Strümpfe ausziehen und barfuß bleiben, da sonst eine genaue Beobachtung von Haltung und Mobilität der Füße und Beine nicht möglich ist. Muskelkraft und Widerstand gegen passive Bewegungen können untersucht werden, bevor das Kind weitere Kleidungsstücke auszieht. Zur Prüfung der Sehnenreflexe muß es sich nur soweit ausziehen, daß Arme und Beine frei sind. Die Untersuchung des Rumpfes erfordert dann ein weiteres Ausziehen. Dieses Ausziehen in einzelnen Etappen kostet natürlich mehr Zeit, was aber durch eine bessere Kooperationsbereitschaft und geringere Verspannung des Kindes aufgewogen wird. Zur Beruhigung der Kinder ist es häufig ratsam, daß der Untersucher und nicht die Mutter oder die Schwester dem Kind beim Wiederanziehen hilft. Wenn ein Kind erst einmal angezogen und von der Harmlosig-

---

*Die in den Abbildungen gezeigten Kinder sind in den meisten Fällen ausgezogen, damit das Vorgehen und die Reaktion besser gezeigt werden können.

keit der Untersuchung überzeugt ist, wird die Beurteilung des Kopfes (Funduskopie, Untersuchung des Korneal- und Gagreflexes und Inspektion der Gaumenbögen), die kleinere Kinder häufig verängstigt, wesentlich leichter sein. Wir selbst haben bei der Durchführung einer Funduskopie nie Schwierigkeiten gehabt, da das Kind am Schluß der Untersuchung gewöhnlich entspannt und kooperativ war.

Untersuchungsliege

Viele Kinder, insbesondere unter sechs Jahren, haben Angst vor Untersuchungsliegen, da sie gewöhnlich zu hoch, zu schmal und zu kalt sind. Die meisten Items einer neurologischen Untersuchung können jedoch auch geprüft werden, wenn das Kind sitzt oder steht. Wenn eine Liege unbedingt benutzt werden muß, dann sollte sie angemessen breit und niedrig und mit einer weichen Unterlage bedeckt sein. Für die Anteile der Untersuchung, bei denen das Kind liegen muß (z.B. Knie-Hacken-Versuch, Untersuchung der Hüftgelenke, Inspektion der Wirbelsäule und der Beine in Bauch- und Rückenlage), genügt häufig vollauf eine Matte auf dem Boden. Die Bauchhautreflexe, der Galant- und der Kremasterreflex sind, wenn sie überhaupt vorhanden sind, auch beim stehenden Kind auslösbar. Die Untersuchung der Muskelkraft, des Widerstandes gegen passive Bewegungen (in den meisten Gelenken) und der Reflexe (alle, bei denen das Kind entspannt sein muß) ist ebenfalls beim sitzenden Kind einfach. Für diesen Zweck kann im allgemeinen ein gewöhnlicher Holzstuhl ohne Lehne benutzt werden. Die Füße des Kindes dürfen nicht den Boden berühren, so daß ältere Kinder eventuell auf einer Tischkante sitzen müssen. Es kann auch ein höhenverstellbarer Klavierhocker verwendet werden, unter der Voraussetzung, daß seine Oberfläche nicht rund und gewölbt ist, da dies die Haltung des Kindes beim Sitzen beeinflußt. Einige Tests, wie der zur Prüfung der Dyskinesie und der Diadochokinese, werden am besten am stehenden Kind durchgeführt.

Untersuchungsraum

Der Raum, in dem die Untersuchung stattfindet, sollte natürlich ruhig und gemütlich sein, damit das Kind entspannt ist. Oft befinden sich im Untersuchungsraum eines Arztes eine Reihe von angsteinflössenden Utensilien, die (ebenso wie der weiße Kittel des Untersuchers) entfernt werden sollten. Es bleibt hinzuzufügen, daß der Raum (und die Hände des Untersuchers) angenehm warm sein sollten.

Anwesenheit der Mutter

Es ist häufig diskutiert worden, ob es ratsam ist, wenn ein Elternteil oder ein Familienangehöriger während der Untersuchung dabei ist. Dies hängt häufig mehr vom Untersucher ab, als vom Kind, wobei allgemeine Regeln dafür nicht aufgestellt werden können. Bei der Untersuchung einer Gruppe mit dem Ziel einer statistischen Analyse ist es jedoch ratsam, die Untersuchungssituation in allen Fällen gleich zu halten. Wir würden empfehlen, daß Mütter von Kindern bis zu sechs Jahren aufgefordert werden sollten dabeizubleiben, wohingegen ältere Kinder allein untersucht werden sollten.

Kontaktaufnahme zum Kind

Die ersten Augenblicke des Interviews bestimmen häufig den weiteren Verlauf der Untersuchung. Wir haben die Erfahrung gemacht, daß es wichtig ist, zu Beginn auf ein jüngeres Kind nicht direkt zuzugehen. Ein einführendes Gespräch mit der Mutter, bei dem das Kind zuhört oder mit einem vom Untersucher gereichten Spielzeug spielt, wird auf das Kind einen besseren Eindruck machen, als eine direkte Ansprache. Nach einigen Minuten wendet sich der Untersucher direkt an das Kind, das sich in der Zwischenzeit mit seiner Umgebung vertraut gemacht hat. Es ist eine adäquate Phase der Eingewöhnung einzuräumen, deren Dauer notiert werden sollte. In dieser Phase kann der Untersucher die Haltung und Motilität beobachten, wobei er eventuell Hinweise erhält, die zu einem späteren Zeitpunkt der Untersuchung weiter verfolgt werden können.

Es kommt entscheidend darauf an, die Durchführung der Untersuchung soweit wie möglich spielerisch zu gestalten, um so das Kind zu beruhigen (z.B. bei der Prüfung der Muskelkraft). Der im folgenden dargestellte Untersuchungsstil basiert auf dieser Feststellung.

Ein weiterer, vom Untersucher zu berücksichtigender Punkt: er wird wahrscheinlich immer das sitzende und auch das stehende Kind an Größe überragen. Er sollte darum vermeiden, aufzustehen oder sich über das Kind zu beugen, sondern sollte sich daneben oder gegenüber setzen oder hocken. Wenn er sich bewegen muß, sollte dies so unauffällig wie möglich erfolgen.

Untersuchungsgang

Die Untersuchung besteht erstens in der Beobachtung des kindlichen Bewegungsverhaltens und zweitens in der Prüfung spezieller Nervenfunktionen.

Im allgemeinen sollte sich der Untersucher an den Untersuchungsgang halten, wie er in diesem Buch dargelegt ist. Dieses Vorgehen ist in verschiedene Abschnitte unterteilt. Es werden zunächst alle Items geprüft, bei denen das Kind sitzen kann, gefolgt von der Untersuchung des Kindes im Stehen. Anschließend wird die Lokomotion untersucht. Die Beurteilung des liegenden Kindes wird gegen Ende der Untersuchung durchgeführt. Als letzter Abschnitt folgt die Untersuchung des Kopfes.

Am Beginn und am Ende eines jeden Abschnitts wird der Verhaltenszustand des Kindes und der Grad der Kooperationsbereitschaft notiert. Wenn sich der Zustand des Kindes während eines Abschnitts ändert oder wenn ein spezieller Test (z.B. zur Dyskinesie) eine zusätzliche Beurteilung erfordert, ist ein weiterer Vermerk nötig. Der Untersucher sollte sich innerhalb jeden Abschnitts eine gewisse Flexibilität gestatten, um so sein Hauptanliegen nicht zu gefährden: das Kind durch die Untersuchung nicht zu beunruhigen und die Kooperationsbereitschaft aufrechtzuerhalten.

Diese Untersuchungsmethode wurde speziell zum Nachweis einer geringen neurologischen Funktionsstörung entwickelt. Entsprechend wird in der Diskussion der Befunde vor allem Wert auf ihre Bedeutung in Bezug auf die geringe Funktionsstörung gelegt. Es muß jedoch betont werden, daß dieselben Symptome auch für ernstere Zustände von Bedeutung sein können:

geringe Symptome können die ersten Anzeichen für eine progressive Erkrankung sein. Einzelne abnorme Zeichen sind für sich genommen selten von Bedeutung, so daß zur Beurteilung des neurologischen Status eines Kindes eine umfassende Untersuchung erforderlich ist. Obwohl einzelne Tests nur mit besonderer Zurückhaltung interpretiert werden dürfen, wurde trotzdem aus praktischen Gründen die mögliche Bedeutung jedes Tests nach der Beschreibung der Durchführung und der Protokollierung aufgeführt.

In jedem Abschnitt wird jedes Item des Untersuchungsbogens gesondert diskutiert; die relevanten Altersvariablen werden erwähnt; es wird die Technik beschrieben, in der die gewünschte Reaktion ausgelöst wird (z.B. die Position von Kind und Untersucher, die Methodik des Vorgehens und die Reaktion darauf); die Art der Protokollierung ist angegeben und es werden einige Anmerkungen über die Bedeutung der Reaktion und ihre Beziehung zum Alter des Kindes gemacht. Diese Anmerkungen erheben weder einen Anspruch auf vollständige Darstellung aller möglichen Bedeutungen, noch einen Anspruch auf eine Differentialdiagnose aller Reaktionen. Wie bereits früher erwähnt, befaßt sich dieses Buch in erster Linie mit einer bestimmten Methode und stellt kein klinisches Lehrbuch dar.

Die Reaktionen werden numerisch gemessen: eine fehlende Reaktion wird als 0 gewertet, eine schwache Reaktion als 1, eine eindeutige Reaktion als 2, eine starke Reaktion als 3 usw. Dies muß bei der abschließenden Beurteilung berücksichtigt werden. Der optimale Score für alle Reaktionen, die normalerweise vorhanden sind, ist gewöhnlich 2; eine schwache, nicht optimale Reaktion zählt 1; eine starke, ebenfalls nicht optimale Reaktion zählt 3 oder 4. Dies gilt zum Beispiel für die Sehnenreflexe und den Widerstand gegen passive Bewegungen. Für den plantaren Greifreflex, der normalerweise nicht nachweisbar sein soll, wäre jedoch ein Score von 0 optimal, wogegen Scores von 1 oder 2 einer nicht optimalen Reaktion entsprechen würden, d.h. in diesem Fall einer vorhandenen Reaktion.

Was ist mit dem Begriff „nichtoptimale Zeichen" gemeint? Wie *Prechtl* (1965, 1968, 1977) ausgeführt hat, ist es leichter zu definieren, was als „optimale" Reaktion bezeichnet werden kann, als präzise den Unterschied zwischen „normal" und „abnormal" oder „pathologisch" festzulegen. Eine optimale Reaktion ist die bestmögliche Reaktion; eine nichtoptimale Reaktion ist jede Reaktion, die dieses Kriterium nicht erfüllt. Das Optimum einer Reaktion ist natürlich oft altersabhängig, und es kann nicht genug betont werden, daß „nichtoptimal" keineswegs immer gleichbedeutend ist mit „abnorm". Eine abnorme Reaktion ist immer nichtoptimal, nicht jede nichtoptimale Reaktion ist jedoch abnorm. Das Optimale einerseits und das Normale andererseits überschneiden sich häufig. So ist zum Beispiel bei der Intensität von Reflexen eine mittlere Intensität (++) sowohl optimal als auch normal. Fehlende, geringe oder starke Intensität (-, +, +++) ist nichtoptimal; ob sie jedoch als noch normal oder abnorm eingestuft wird, hängt von der Kombination mit anderen Zeichen ab. Die Zahl der optimalen Befunde ist ein Hilfsmittel, um die Integrität des Nervensystems zu messen. Dies ist vor allem in den Fällen wertvoll, in denen keine traditionelle Diagnose gestellt werden kann, weil eindeutige abnorme Zeichen in bekannten Mustern nicht nachweisbar sind. Die Gesamtsumme der optimalen Befunde einer neurologischen Untersuchung wird als Optimalitätsscore bezeichnet. Er kann, entsprechend den Untergruppen, in Teilscores aufgegliedert werden, wie in Kap. 12 im Absatz über das neurologische Profil beschrieben.

Im Anschluß an die Beschreibung der vollständigen Untersuchung wird die Relation der einzelnen Symptome zueinander und ihr gemeinsames Auftreten in Syndromen besprochen, gefolgt von einem kritischen Kommentar über ihre mögliche Beziehung zum Verhalten. Es muß noch einmal betont werden, daß ein einzelnes neurologisches Symptom nur eine sehr geringe klinische Bedeutung hat. Nur die Anzahl der Symptome und mögliche Interrelationen können für eine Interpretation der Befunde verwendet werden. Nach der vollständigen Untersuchung vergleicht der Untersucher die während der Untersuchung deskriptiv protokollierten abnormen Zeichen und versucht, sie in Beziehung zu bringen und einem bekannten Syndrom zuzuordnen. Er wird relativ häufig eine Anzahl von Symptomen finden, die keinen Bezug zueinander haben und kein klar umrissenes Syndrom ergeben, so daß man vielleicht von einem Syndrom sprechen kann, das durch das Fehlen eines Syndroms charakterisiert ist.

Kapitel 4
Untersuchung des sitzenden Kindes

Allgemeine Anmerkungen

Es wurde bereits darauf hingewiesen, daß der Verhaltenszustand des Kindes (s. Tab. 2) zu Beginn der Untersuchung und zu Beginn jedes Testabschnitts notiert werden muß, während die Kooperationsbereitschaft (s. Tab. 3) am Ende eines jeden Testabschnitts eingetragen wird. Jede Veränderung dieser beiden Parameter im Verlauf eines Abschnitts soll in der zugehörigen Spalte vermerkt werden. Es lohnt sich, beide Parameter auch vor und nach dem Ausziehen von Schuhen und Strümpfen festzuhalten.

Verhaltenszustand und Kooperationsbereitschaft

In der folgenden Testserie ist für den optimalen Verhaltenszustand ein Score von 0 und für die optimale Kooperationsbereitschaft ein Score von 0 oder 1 zu fordern.

Haltung

Das Kind wird aufgefordert, sich gerade auf einen Stuhl zu setzen, ohne sich mit Armen oder Ellbogen abzustützen. Wir bevorzugen einen einfachen geraden Stuhl ohne Lehnen. Die Füße des Kindes dürfen den Boden nicht berühren, so daß ältere Kinder eventuell auf einem Tisch sitzen müssen. Wenn die Haltung des Kindes abnorm erscheint, so empfiehlt es sich, das Kind noch einmal aufstehen und herumlaufen zu lassen, bevor es sich wieder hinsetzt.
Wichtig ist, daß das Kind beim Sitzen den Kopf in der Mittellinie hält, da eine leichte, eventuell vorhandene Tendenz zum Muster des asymmetrisch tonischen Nackenreflexes die Befunde beeinflussen kann. Ein mangelhaftes Zentrieren oder Geradehalten des Kopfes muß vermerkt werden. Bei Vorliegen eines Tortikollis löst ein passives Zentrieren des Kopfes einen Tonuswechsel der Nackenmuskulatur beider Seiten aus. Dies kann die Ergebnisse anderer Tests beeinflussen, ebenso wie andere Lageabweichungen des Körpers.

Spontane Motilität

Alter
Dieser Test eignet sich für Kinder zwischen 3 und 12 Jahren.

Durchführung
Die spontane Motilität wird zunächst während des einführenden Gesprächs mit der Mutter beobachtet, bei dem das Kind dabeisitzt und spielt. Das Ausmaß und die Qualität der Bewegungen wird berücksichtigt. Außerdem ist auf jeden Fall zwischen grober und Feinmotorik zu unterscheiden.
Bei der groben Motorik sind Rumpf und Extremitäten in die Bewegung einbezogen: das Kind beugt den Rücken, rutscht auf dem Stuhl herum, bewegt die Beine etc. Eventuell führt die grobe Motorik zu einer räumlichen Verlagerung: das Kind springt vom Stuhl auf, läuft im Zimmer herum, klettert auf Möbel oder öffnet die Tür.
Bei der Feinmotorik werden nur Teile des Rumpfes oder der Extremitäten einbezogen. Das Kind ist vielleicht unruhig und zappelt mit Händen und Fingern herum, zieht Grimassen, wackelt mit den Zehen oder spielt an Knöpfen, Kleidung oder anderen Gegenständen herum; seine Position ändert sich jedoch wenig bis gar nicht.
Quantität und Qualität der Bewegungen werden in der anschließend aufgeführten Weise eingeschätzt. Dabei muß dem Auftreten unwillkürlicher Bewegungen wie Tremor, choreiforme Bewegungen oder diskrete dystone Bewegungen, besondere Beachtung geschenkt werden (s. S. 73).

Protokollierung
a) *Quantität*

grobe Motorik	0 =	keine Bewegungen. Das Kind sitzt mindestens drei Minuten völlig ruhig.
	1 =	nur wenige Bewegungen. Das Kind bleibt auf dem Stuhl sitzen, dreht sich aber etwas um, bewegt die Beine etc.
	2 =	mittleres Bewegungsausmaß. Das Kind bleibt auf dem Stuhl sitzen, dreht sich häufig herum, beugt den Rücken und bewegt die Beine.
	3 =	hohes Bewegungsausmaß. Das Kind ist ununterbrochen in Bewegung, springt auf, verläßt den Stuhl und geht im Zimmer herum.
Feinmotorik	0 =	keine Bewegungen. Das Kind sitzt mindestens drei Minuten völlig ruhig.

1 = nur wenige Bewegungen, hauptsächlich der Hände und des Gesichts.
2 = mittleres Bewegungsausmaß. Das Kind bewegt seine Hände und Füße, aber nicht ständig.
3 = hohes Bewegungsausmaß. Das Kind zappelt andauernd herum, kann seine Hände und Füße nicht ruhig halten, zerrt an seiner Kleidung etc.

b) *Qualität*

Tempo	0 =	das Kind sitzt völlig ruhig.
	1 =	die Bewegungen sind langsam.
	2 =	die Bewegungen haben ein mittleres Tempo.
	3 =	alle Bewegungen werden sehr rasch durchgeführt.
Geschmeidigkeit	0 =	das Kind sitzt völlig ruhig.
	1 =	alle Bewegungen sind sehr gewandt und geschmeidig.
	2 =	die Bewegungen sind überwiegend gewandt und geschmeidig, in Abhängigkeit vom Tempo.
	3 =	die Bewegungen sind plump und evtl. abrupt und ruckartig, wobei häufig der Eindruck entsteht, sie seien in einzelne Teile zerfallen.
	4 =	alle Bewegungen werden sehr ungeschickt durchgeführt und sind sehr abrupt und ruckartig.
Adäquanz	0 =	das Kind sitzt völlig ruhig.
	1 =	die Bewegungen sind überwiegend zielgerichtet.
	2 =	einige Bewegungen sind zielgerichtet, andere sind inadäquat und nicht zweckgerichtet.
	3 =	das Kind bewegt sich ziellos umher; seine Bewegungen sind überwiegend inadäquat.

c) *Unwillkürliche Bewegungen*
Falls vorhanden, werden Art und Lokalisation beschrieben (s. S. 73).

Beurteilung

Ein Score von 3 für die Quantität der groben Motorik zeigt eine gesteigerte Aktivität an; ein Score von 3 für die Quantität der Feinmotorik kennzeichnet ein unruhiges oder zappeliges Kind. Diese Beschreibungen weisen jedoch nicht auf die Diagnose einer „Hyperkinese" hin, die eine deskriptive Bezeichnung für eine Verhaltenskategorie darstellt. Zwar muß das Ausmaß der Spontanmotorik festge-

stellt werden, wirklich bedeutsam für das Verständnis der kindlichen Nervenfunktionen ist aber die Qualität der Bewegungen.
Tempo, Geschwindigkeit und Adäquanz sind nicht notwendigerweise im gleichen Ausmaß beeinträchtigt. Hohe Scores für Tempo gehen nicht immer mit hohen Scores für Geschmeidigkeit und Adäquanz einher. Bei einigen überaktiven Kindern sind alle Aspekte gleichmäßig ausgeprägt. Das kennzeichnet die Kinder, die sich schnell bewegen, deren Bewegungen ruckartig, abrupt und oft inadäquat sind. Kinder mit einer ungeschickten, plumpen Motorik zeigen häufig niedrige Scores für Quantität und Tempo der Bewegungen. Jüngere Kinder (unter 6 Jahren) zeigen normalerweise ein größeres Bewegungsausmaß als ältere.
Stets ist zu bedenken, daß die Qualität der Bewegungen altersabhängig ist, insbesondere bei den 3- und 4jährigen Kindern. Zielgerichtete Bewegungen können häufig nur dann durchgeführt werden, wenn das Kind seinen Schultergürtel fixiert, indem es den Ellbogen an die Rumpfseite preßt (s. Abb. 32 und 33). Das gilt nicht für ältere Kinder. Bei Dreijährigen ist auch das Auftreten von assoziierten Bewegungen (z.B. Spiegelbewegungen) erlaubt, die bei älteren Kindern in der Regel nur bei der Durchführung von ungewöhnlichen oder sehr schwierigen Bewegungen auftreten.
Bei Auftreten unwillkürlicher Bewegungen wie choreiformer Bewegungen oder Tremor ist die Geschmeidigkeit in jedem Fall beeinträchtigt, wohingegen Quantität, Tempo und Adäquanz isolierter Bewegungen im normalen Rahmen bleiben können.
Wieder muß betont werden, daß einzelne Beobachtungen keine ausreichende Grundlage für Schlußfolgerungen darstellen, die erst nach einer vollständigen Untersuchung gezogen werden dürfen. Die Spontanmotorik wird in einem späteren Stadium, wenn das Kind steht, noch einmal beurteilt.

Haltung

Alter
Dieser Test eignet sich für Kinder zwischen 3 und 12 Jahren.

Durchführung
Der Untersucher überprüft die Haltung von Kopf, Rumpf und Extremitäten. Dabei wird jeder Neigung und Drehung des Kopfes und jeder Verbiegung der Wirbelsäule nach vorwärts oder rückwärts besondere Aufmerksamkeit gewidmet. Da das Kind zu diesem Zeitpunkt bis auf die Füße vollständig angezogen ist, kann eine leichte Skoliose zunächst übersehen werden.

Protokollierung

Jede anhaltende Abweichung von einer symmetrischen aufrechten Körperhaltung wird beschrieben, indem der entsprechende Score an der dafür vorgesehenen Stelle des Untersuchungsbogens eingetragen wird. Die Haltung von Kopf, Rumpf, Beinen und Füßen wird wie folgt beurteilt:

Kopf: gedreht
zur Seite geneigt
Ante- und Retroflexion
Rumpf: gedreht
zur Seite geneigt
Kyphose (Höhe beschreiben)
Lordose
symmetrisch eingefallen
Beine: Innenrotation, Flexion, Abduktion
Außenrotation, Extension, Adduktion
Füße: Innenrotation, Dorsalflexion, Abduktion
Außenrotation, Plantarflexion, Adduktion

Die Scores reichen von 0 bis 2. 0 bedeutet, daß die Beschreibung nicht valide ist; 2 bedeutet, daß die Beschreibung erkennbar valide ist. Sofern nicht anders angegeben, wird jede Körperseite auf dem entsprechenden Untersuchungsblatt gesondert beurteilt. Wenn zum Beispiel ein Kind im Sitzen ein Knie etwas mehr beugt als das andere und dies ein bleibender Befund ist, so wird die stärker gebeugte Seite mit 1 bewertet (in einem solchen Fall wird dieses Bein häufig etwas stärker adduziert). Dies stellt nicht notwendigerweise eine Abnormität dar, sondern hält lediglich eine Seitendifferenz fest.

Beurteilung

Der optimale Score, der für eine unauffällige Haltung steht, ist in jedem Fall 0. Manchmal hält ein Kind die Schultern etwas gebeugt, kann sich aber auf Aufforderung gerade aufrichten, um sie im nächsten Moment erneut zu beugen. Dies ist in der Regel noch kein pathologischer Befund. Zu einem abschließenden Ergebnis kann man erst gelangen, wenn die Haltung auch im Stehen und während des Bewegungsablaufs beurteilt und die Sensomotorik adäquat untersucht wurde. Bei einem sitzenden Kind ist eine Lendenlordose und eine thorakale Kyphose in begrenztem Umfang normal. Bei schlanken Mädchen kann eine Lendenlordose deutlich ausgeprägt sein.
Etwas hypotone Kinder sitzen eher auf dem untersten Teil des Rükkens als auf dem Gesäß. Dies verstärkt sich noch, wenn das Kind

aufgefordert wird, die Knie zu strecken, den Rumpf aufzurichten und sich mit den Armen abzustützen. Bei einer Hypertonie der Muskeln im Kniekehlenbereich adduziert das Kind dabei die Beine. Dies legt den Verdacht auf eine leichte Diplegie nahe.

Eine konstant eingenommene asymmetrische Haltung ist immer verdächtig auf einen pathologischen Befund, der durch die weitere Untersuchung entweder bestätigt oder ausgeräumt wird. Abweichungen aufgrund von eindeutigen Knochen- oder Muskelveränderungen brauchen hier nicht erwähnt zu werden. Eine ein- oder beidseitige Muskelschwäche kann zu einer gering abnormen Körperhaltung führen. Eine Skoliose kann durch eine laterale Inkurvation des Rumpfes angedeutet werden, was im Stehen oder Liegen überprüft werden muß.

Eine seitliche Kopfdrehung ist häufig einer Sehstörung zuzuschreiben, z.B. Suppression einer Diplopie (hervorgerufen durch eine Parese des M. rectus lateralis eines Auges) oder Kompensation einer homonymen Hemianopsie.

Eine asymmetrische Haltung der frei herabhängenden Beine, die am besten an der Fußhaltung zu erkennen ist, kann durch ein Hemisyndrom hervorgerufen werden oder als erstes Anzeichen darauf hinweisen (s. S. 150). Andererseits dürfen statische Ursachen (lokalisiert in den Hüften, im Sprunggelenk und in den Füßen) nicht außer acht gelassen werden.

Reaktion auf einen leichten Schlag gegen die Schulter

Alter

Dieser Test eignet sich bei spielerischem Vorgehen für alle Altersgruppen.

Durchführung

Der Untersucher gibt dem aufrecht sitzenden Kind, dessen Hände, Knie und Kopf geradeaus gerichtet sind, einen seitlichen Schlag gegen die Schulter. Die Fähigkeit des Kindes, in aufrecht sitzender Position zu bleiben, wird festgehalten. Die Intensität des Schlages wird entsprechend dem Alter des Kindes abgestuft.

Reaktion

Das Kind versucht, die Balance zu halten, indem es den Rumpf zur gleichen Seite verlagert. Vielleicht hebt es eine oder beide Hände von den Knien und benutzt sogar eine Hand zum seitlichen Abstützen. Der Untersucher muß das Kind dabei vor dem Umkippen schützen.

Protokollierung

0 = das Kind fällt zur Seite und muß aufgefangen werden.
1 = das Kind hebt seine Arme und benutzt die gegenüberliegende Hand zum Abstützen.
2 = das Kind hebt seine Hände von den Knien.
3 = das Kind hält die Balance, ohne Arme oder Hände zu bewegen.

Beurteilung

Bei Kindern bis zu einem Alter von 6 Jahren gilt ein Score von 2 oder 3 als optimal; bei älteren Kindern ein Score von 3. Eine mangelhafte Leistung kann bei diesem Test durch einen abnormen Muskeltonus (Hypo- oder Hypertonie), eine abnorme Haltung oder durch Störungen der Rumpfkoordination sowohl zerebellärer als auch propriozeptiver Genese bedingt sein. Bei den letzten beiden Arten von Funktionsstörungen fallen häufig schwankende Bewegungen (oszillierend oder überschießend) ins Auge.

Verfolgen eines Objektes mit Rumpfrotation im Sitzen

Alter

Dieser Test eignet sich für Kinder aller Altersgruppen.

Haltung

Wie im vorhergehenden Test.

Durchführung

Der Untersucher hält ein interessantes Objekt, z.B. ein kleines Spielzeug, seitlich und etwas hinter den Kopf des Kindes. Er fordert das Kind auf, den Gegenstand anzugucken und dann danach zu greifen. Das Vorhandensein oder Fehlen der Rumpfrotation während der Bewegungen des Kindes wird notiert.

Reaktion

Das Kind dreht Kopf und Schulter dem Gegenstand zu, während seine Hüften mehr oder weniger zentriert bleiben. Insbesondere bei Kindern unter 7 Jahren werden unter Umständen einige ausgleichende Balancebewegungen (Spreizen der Knie, Abweichen der Beine nach der kontralateralen Seite) beobachtet.

Protokollierung

0 = das Kind kann sich nicht zu dem Gegenstand drehen, ohne sich auf seine Hände zu stützen.

1 = das Kind dreht den Rumpf als Ganzes, ohne Differenzierung zwischen Schultern und Hüften. Es sind kompensatorische Beinbewegungen nachweisbar.
2 = mäßige Rotation, ausgehend von den Schultern bis in die Hüften, häufig einhergehend mit Ausgleichsbewegungen der Beine.
3 = gute Rumpfrotation, wobei eine stabile Sitzhaltung beibehalten wird.

Beurteilung
Eine Rumpfrotation sollte vom vierten Lebensjahr an vorhanden sein. Kinder in diesem Alter können aber noch Schwierigkeiten haben, während der Rotation das Gleichgewicht ohne die Unterstützung von Händen oder Armen zu halten. Die Rotation des Kopfes muß über 180 Grad hinaus möglich sein.
Eine mangelhafte Balance kann durch Abweichungen des Muskeltonus oder der Rumpfkoordination zerebellärer (seltener propriozeptiver) Genese bedingt sein. Im letzteren Fall sind gewöhnlich schwankende Bewegungen (Oszillationen oder überschießende Bewegungen) vorhanden.
Eine mangelhafte Rotation der Schultern gegenüber dem Becken kann durch eine überschießende Aktivität der Streckreflexe der Rückenmuskulatur hervorgerufen sein. Zu bedenken ist dabei, daß der Muskeltonus während der Untersuchung des motorischen Systems normal oder hypoton erscheinen kann. Die mangelhafte Rumpfrotation ist dann der einzige Hinweis für eine Abweichung zentraler Genese im sensomotorischen System. Dabei kann es sich um das Frühsymptom einer progressiven Erkrankung handeln, oder lediglich um das Symptom einer nicht-progredienten geringen neurologischen Funktionsstörung. Im letzteren Fall fällt dann eine allgemeine Ungeschicklichkeit auf. Störungen im Skelettsystem müssen ausgeschlossen werden.

Untersuchung des motorischen Systems

Alter
Diese Tests eignen sich für alle Kinder zwischen 3 und 10 Jahren.

Allgemeine Anmerkungen
Drei Gesichtspunkte, nämlich aktive Kraft, Widerstand gegen passive Bewegungen und Ausmaß der Bewegungen sind maßgebend für die Beurteilung. Nacken, Schultern, Ellbogen, Handgelenke, Knie und Sprunggelenke werden nach diesen drei Aspekten getrennt unter-

sucht. Die Untersuchung der Hüftgelenke wird am Ende der Untersuchung vorgenommen, wenn das Kind auf der Untersuchungsliege liegt.
Französische Autoren wie *André-Thomas* u. Mitarb. (1960) und *Tardieu* (1968) haben wertvolle Beiträge über Tonusstudien geliefert. Sie haben viele Tests beschrieben, die bei einer entsprechenden Untersuchung verwendet werden können. Wir glauben aber, daß viele dieser Tests schwierig zu standardisieren sind und daß die gleiche Information durch sehr viel einfachere Tests gewonnen werden kann.

Verhaltenszustand und Kooperationsbereitschaft
Für beide Kategorien ist ein Score von 0 optimal, wobei für die Kooperationsbereitschaft auch ein Score von 1 akzeptabel ist.

Muskelkraft

Durchführung
Das Kind wird aufgefordert, die Finger des Untersuchers mit beiden Händen so fest wie möglich zu ergreifen. Der Untersucher muß gegen willkürliche Flexion und Extension des Ellbogens Widerstand leisten. Die Abduktion und Adduktion des Arms gegen Widerstand erlaubt eine Einschätzung der groben Kraft von Arm- und Schultergürtelmuskulatur.
Pronation und Supination müssen sorgfältig untersucht werden, da sich eine Parese im Frühstadium in den Muskeln, die für diese Bewegungen eingesetzt werden, manifestieren kann (z.B. Muskeldystrophie). Der Untersucher muß dabei die Hand des Kindes wie beim Händeschütteln festhalten und es auffordern, den Arm gegen Widerstand zu pronieren und supinieren. (Die Pronation ist gewöhnlich stärker möglich als die Supination.)
Die grobe Kraft der Hüft- und Oberschenkelmuskulatur wird als letztes untersucht, wenn das Kind auf der Untersuchungsliege liegt (Flexion, Extension, Abduktion und Adduktion). Flexion und Extension der Kniegelenke und die Kraft der Bewegungen im Sprunggelenk und in den Füßen können dagegen am sitzenden Kind untersucht werden.
Nachdem die Kraft der Bewegungen gegen Widerstand getestet wurde, wird das Kind aufgefordert, die verschiedenen Gelenke ruhig zu halten, während der Untersucher versucht, sie zu bewegen.

Protokollierung

Die auf diese zwei Arten getestete Muskelkraft wird in Form eines zusammengesetzten Scores für jedes Gelenk einzeln bewertet (s. Untersuchungsbogen S. 172). Wir glauben, daß die bekannte Medical Research Council Scale (MRC-Skala) für Kinder mit einer geringen Funktionsstörung des Nervensystems nicht besonders geeignet ist, weil diese Kinder selten eine so ausgeprägte muskuläre Schwäche zeigen, daß sie Bewegungen gegen die Schwerkraft nicht ausführen können. Einige Bewertungen der MRC-Skala wurden deshalb weggelassen, angenäherte Äquivalente zu unserer Skala sind jedoch in Klammern angegeben.

0 = keine aktiven Bewegungen (MRC 0, 1, 2 und teilweise 3)
1 = aktive Bewegungen sind vorhanden, es können jedoch nur leichte Widerstände überwunden werden (MRC teilweise 3 und 4).
2 = aktive Bewegungen vorhanden, mit denen mäßig starke Widerstände überwunden werden können (MRC 5).
3 = aktive Bewegungen vorhanden, es können sehr starke Widerstände überwunden werden (MRC teilweise 5).

Widerstand gegen passive Bewegungen (Abb. 1–6)

Durchführung

Das Kind wird aufgefordert, sich soweit wie möglich zu entspannen. Der Widerstand wird dann durch ein passives Bewegen der verschiedenen Gelenke beurteilt.
Der Untersucher nimmt zunächst den Kopf des Kindes in seine Hände und neigt ihn leicht nach vorn, hinten und beiden Seiten. Das Schultergelenk wird untersucht, indem der Schultergürtel mit einer Hand fixiert wird, während die andere Hand den Oberarm des Kindes den gesamten Bewegungsumfang des Schultergelenks beschreiben läßt. Zur Untersuchung des Ellbogens wird der Oberarm fixiert, während der Unterarm gebeugt und gestreckt wird. Zur Untersuchung des Handgelenks wird der Unterarm in einer halbgebeugten Position (um die gesondert zu untersuchende Pronation und Supination zu vermeiden) fixiert, während die Hand bewegt wird.
Die Lage des Hüftgelenks kann beim sitzenden Kind durch Fixieren des Oberschenkels normiert werden, so daß dann der Widerstand im Knie getestet werden kann. Zur Untersuchung des Sprunggelenks wird der Unterschenkel fixiert, wobei sich das Knie in einer semiflektierten Position befindet.
Die passiven Bewegungen müssen langsam und sorgfältig durchgeführt werden und sollten mehrere Male wiederholt werden.

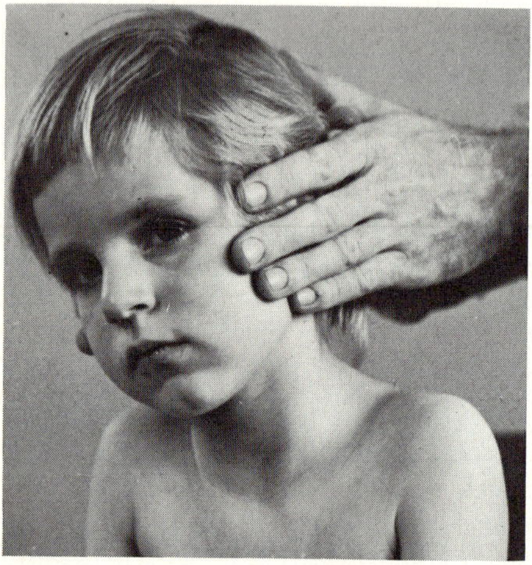

Abb. 1 Untersuchung des Widerstands gegen passive Bewegungen am Hals. Der Kopf wird leicht zur Seite gedreht

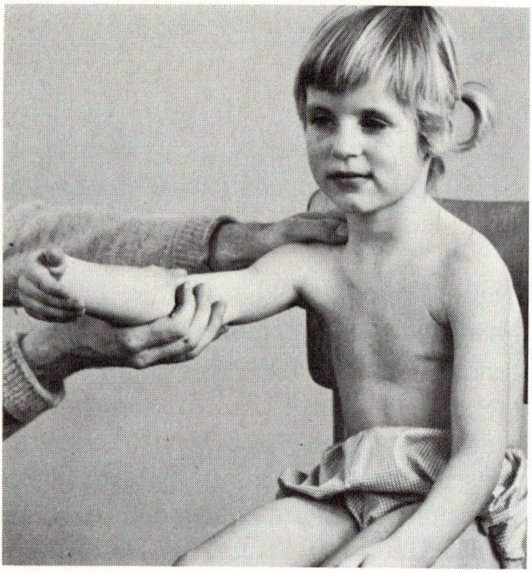

Abb. 2 Untersuchung des Widerstands gegen passive Bewegungen in der rechten Schulter

Protokollierung

Der Widerstand gegen passive Bewegungen wird in Form eines zusammengesetzten Scores für jedes Gelenk einzeln notiert (s. Untersuchungsbogen S. 172).

0 = vollständiges Fehlen eines Widerstands.
1 = schwacher Widerstand.
2 = mäßig starker Widerstand.
3 = starker Widerstand.

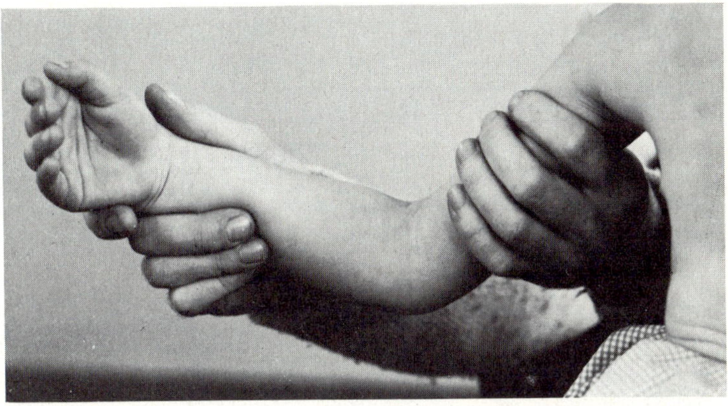

Abb. 3 Untersuchung des Widerstands gegen passive Bewegungen im rechten Ellbogen

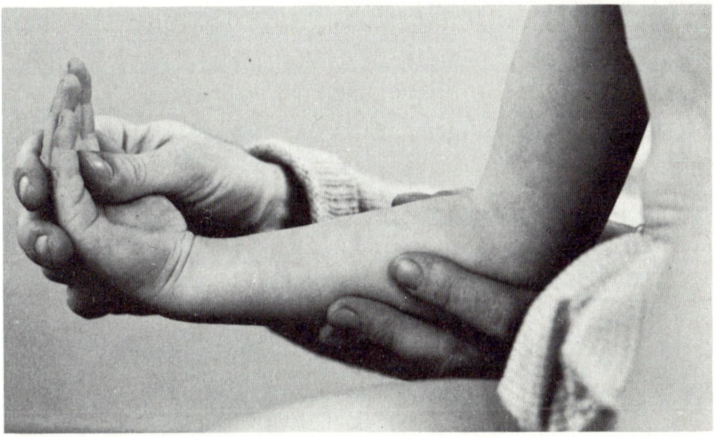

Abb. 4 Untersuchung des Widerstands gegen passive Bewegungen im rechten Handgelenk und der rechten Hand

Ausmaß der passiven Bewegungen

Durchführung

Bei der Untersuchung des Widerstands gegen passive Bewegungen werden die Gelenke in ihrem vollen Bewegungsspielraum durchbewegt. Dabei werden Überstreckbarkeit oder Bewegungseinschränkun-

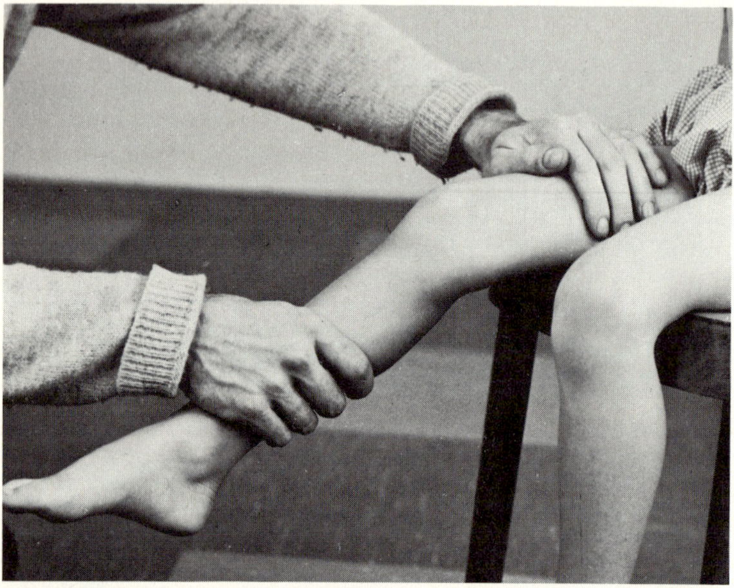

Abb. 5 Untersuchung des Widerstands gegen passive Bewegungen im rechten Knie

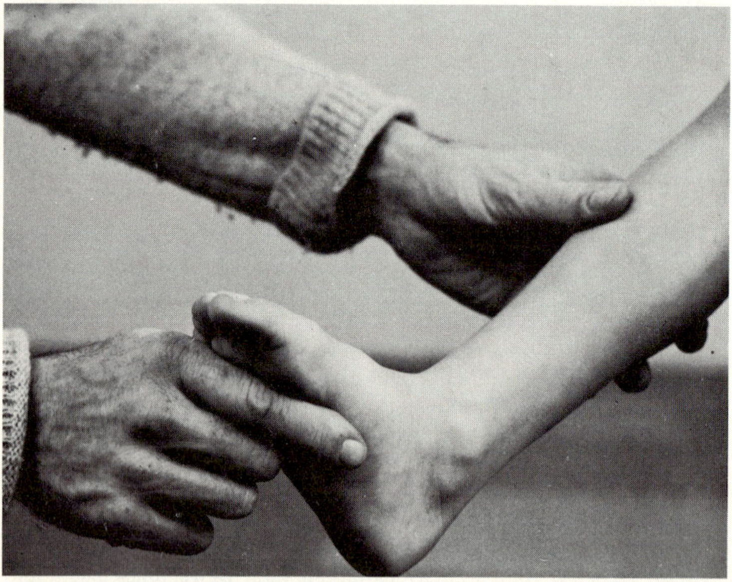

Abb. 6 Untersuchungen des Widerstands gegen passive Bewegungen im rechten Fuß

gen registriert. Das Bewegungsausmaß weist eine erhebliche individuelle Schwankungsbreite auf. Das mittlere Bewegungsausmaß der verschiedenen Gelenke liegt bei folgenden Werten:

Kopf	Anteflexion:	das Kinn berührt den Brustkorb.
	Retroflexion:	eine gedachte Linie vom Kinn zum Hinterhaupt nähert sich der Horizontalen.
	Rotation:	180 Grad von einer Seite zur anderen.
Schulter	Abduktion:	bis ± 110 Grad bei fixiertem Schultergürtel.
	Anteflexion:	bis ± 100 Grad bei fixiertem Schultergürtel.
	Retroflexion:	bis ± 60 Grad bei fixiertem Schultergürtel.

Andere Bewegungen werden nicht berücksichtigt.

Ellbogen	Extension:	bis 180 Grad
	Flexion:	bis ± 20 Grad in Abhängigkeit von der Armdicke.
Handgelenk	Extension:	bis 70 Grad mit Unterarm.
	Flexion:	bis 90 Grad mit Unterarm.
Knie	Extension:	bis 180 Grad.
	Flexion:	abhängig vom Umfang des Beines.
Sprunggelenk	Der Bewegungsumfang beträgt von der Dorsalflexion bis zur Plantarflexion 100/110 Grad.	

Protokollierung

Registriert wird nur der Grad der Abweichung von dem oben beschriebenen mittleren Bewegungsausmaß. Dieser Grad wird soweit wie möglich quantifiziert, z.B. durch Verwendung eines Goniometers (*Holt* 1965).

Beurteilung

Eine Herabsetzung der aktiven Kraft kann die Folge einer neuromuskulären Erkrankung, einer Parese oder einer allgemeinen Schwäche sein. Sie ist ebenfalls Symptom einer Infektionskrankheit, einer Stoffwechselstörung oder einer Mangelernährung. Eine leicht herabgesetzte Muskelkraft kann das erste Kennzeichen einer progressiven Erkrankung sein, wobei eine einseitige Herabsetzung mit besonderer Aufmerksamkeit registriert werden muß. Der Untersucher muß versuchen zu unterscheiden, ob die Muskelschwäche zentraler oder peripherer Genese ist. Zu bedenken ist, daß eine zentrale Parese bei jungen Kindern nicht unbedingt mit einem erhöhten Widerstand ge-

gen passive Bewegungen einhergeht. Normalerweise werden die Ergebnisse der Reflexprüfungen und der exterozeptiven Reaktionen (z.B. Mayer- und Leri-Reflex, Plantarreflex) zur Differenzierung zentraler, peripherer und myogener Schwäche beitragen.
Eine eingehende Diskussion der Ursachen eines erhöhten oder verminderten Widerstands gegen passive Bewegungen verläßt den Themenkreis dieses Buches, der sich auf die geringen, oft unauffälligen Abweichungen von einer optimalen Funktion beschränkt. Dennoch darf der Untersucher nicht verkennen, daß eine leichte Veränderung des Widerstands gegen passive Bewegungen in Ausnahmefällen ein erstes Zeichen für eine progressive Erkrankung des neuromuskulären Systems sein kann (z.B. Leukodystrophien, zerebroretinale Degenerationen, Dyskinesien wie die Chorea Huntington, zerebrale Neoplasien oder toxische Degenerationen wie Bleivergiftung).
Die Tab. 4 gibt einen Überblick über die hauptsächlichen Ursachen einer neuromuskulären Schwäche im Kindesalter. Man sollte daran denken, daß Störungen der afferenten Zuflüsse zum Rückenmark (afferente Nerven, Spinalganglien, dorsale Wurzel oder Hinterstränge) bereits zu einem verminderten Widerstand gegen passive Bewegungen führen können, bevor andere Symptome erkennbar sind. Bei einer Hypotonie brauchen nicht alle Muskeln gleichzeitig betroffen

Tabelle 4 Ursachen einer neuromuskulären Schwäche im Kindesalter*

(a) unspezifisch	Infektionskrankheiten Stoffwechselstörungen Mangelernährung in der Rekonvaleszenz nach schweren Erkrankungen
(b) Erkrankungen des ZNS:	perinatale Hirnschädigung Leukodystrophien Stoffwechselstörungen Myelopathien
(c) Neuropathien	
(d) Störungen der motorischen Endplatte:	Myasthenia gravis
(e) Myopathien:	Muskeldystrophien (Dermato) Myositis kongenitale, nicht-progressive Myopathien Myotonie-Syndrome passagere Lähmungen

*übernommen von *Munsat* u. *Pearson* 1967

zu sein. Eventuell ist nur einer betroffen, während die Funktionen der anderen normal sind, z.B. am Unterschenkel der M. peronaeus (s. Fersengang, S. 106).
Ein verminderter Widerstand gegen passive Bewegungen wird häufiger auch bei geistig retardierten Kindern gefunden.
Auch Kinder, bei denen sich im Alter von 2 oder 3 Jahren eine Spastik herausstellt, können in der Säuglingszeit einen verminderten Widerstand gegen passive Bewegungen zeigen. Andererseits können junge Vorschulkinder einen verminderten Widerstand gegen passive Bewegungen aufweisen, der sich dann im Laufe der Jahre normalisiert.
Allgemein kann gesagt werden, daß der Widerstand gegen passive Bewegungen bis zu einem gewissen Grad von der Körperkonstitution und der Muskelmasse eines Kindes abhängig ist. Ein für Mädchen normaler Widerstand gegen passive Bewegungen wäre für Jungen häufig zu niedrig.
Eine Differenzierung zwischen Spastik und den verschiedenen Formen des Rigor (Bleirohr- und Zahnradphänomen) würde ebenfalls den Themenkreis dieses Buches verlassen, da diese Phänomene ohne Zweifel die Grenzen der geringen neurologischen Funktionsstörung überschreiten. Ein erhöhter Widerstand gegen passive Bewegungen kann, wenn er nicht zentralnervöser Genese ist, Folge einer myogenen (Sklerodermie, akute Myositis) oder einer Gelenkerkrankung (akute oder chronische rheumatoide Arthritis) sein. Im Einzelfall können Überlegungen zur Ursache und Diagnose erst nach Abschluß der vollständigen Untersuchung angestellt werden.
Insbesondere bei 5- bis 8jährigen Kindern ist manchmal eine zwar leichte, aber konstante Seitendifferenz zwischen rechten und linken Extremitäten im Widerstand gegen passive Bewegungen nachweisbar. Dabei scheint häufig ein Zusammenhang mit der Händigkeit und Füßigkeit zu bestehen, die in diesem Stadium der Untersuchung noch nicht beurteilt ist. Gewöhnlich weist der bevorzugte Arm oder das bevorzugte Bein einen höheren Widerstand auf. Möglicherweise ist eine unterschiedliche Entwicklung der Muskelmasse auf der bevorzugten Seite die Ursache für diese Diskrepanz. Es besteht auch die Möglichkeit, daß sich im Verlauf der Untersuchung ein zu einer solchen Diskrepanz passendes Muster herauskristallisiert, so daß sich der Verdacht auf ein Hemisyndrom verstärkt (s. S. 150).
Das Bewegungsausmaß der Gelenke kann von Kind zu Kind unterschiedlich sein. Es ist abhängig vom Extensionsgrad. Schlanke Mädchen haben ein größeres Bewegungsausmaß als die etwas schwereren

Jungen gleichen Alters. Drei- bis vierjährige Kinder haben ein etwas geringeres Bewegungsausmaß als ältere Kinder, deren Muskulatur besser entwickelt ist. Im klassischen Fall hat ein dreijähriges einen relativ großen, vorstehenden Bauch und runde Schultern, und das Bewegungsausmaß der Gelenke ist geringfügig herabgesetzt. Im Alter zwischen 4 und 7 Jahren ist die Beweglichkeit der Gelenke nicht mehr altersabhängig. Sie schwankt dann nicht nur von Kind zu Kind, sondern auch bei den verschiedenen Gelenken eines einzelnen Kindes. Ethnische Aspekte sollten ebenfalls berücksichtigt werden, zumal Kinder von Asiaten und Eurasiern häufig ein größeres Bewegungsausmaß zeigen als kaukasische Kinder gleichen Alters.
Ein abnorm gesteigertes Bewegungsausmaß ist im allgemeinen mit einem verminderten Widerstand gegen passive Bewegungen verbunden. Eine Einschränkung der Bewegungen kann ihre Ursache in den Ligamenten der Gelenke, in den Muskeln oder in den Motoneuronen haben. Klagen über Schmerzen während der Untersuchung müssen sehr sorgfältig abgeklärt werden. Die Untersuchung des Bewegungsausmaßes ist insbesondere dann schmerzhaft, wenn die Beweglichkeit durch myogene oder Gelenkstörungen eingeschränkt ist.
Der Schmerz kann zu weiteren Bewegungseinschränkungen während der Untersuchung führen. Die durch eine akute Arthritis oder Dermatomyositis oder durch eine andere Störung hervorgerufenen Spontanschmerzen können durch die mangelhafte Muskelentspannung zu einer Verminderung des Bewegungsausmaßes führen, obwohl im Grunde eine optimale Beweglichkeit vorhanden ist. Ständige Asymmetrien müssen immer sorgfältig beachtet werden, da sie Bestandteil eines Hemisyndroms sein können. Eine solche Schlußfolgerung läßt sich jedoch erst am Schluß der gesamten Untersuchung ziehen, wenn andere Ursachen (z.B. lokale oder periphere) ausgeschlossen sind.

Kicken

Alter

Dieser Test eignet sich generell für Kinder von 3 bis 6 Jahren und für ältere Kinder, die beim Knie-Hacken-Versuch versagen (s. S. 120).

Durchführung

Der Untersucher hält seine Hand so in Kniehöhe des Kindes, daß das Kind sie mit dem Fuß berühren kann. Das Kind wird aufgefordert, mit den Zehen leicht gegen die Handfläche des Untersuchers zu treten. Dabei wird die Hand für jeden Fuß in drei Positionen gebracht. Zunächst hält der Untersucher seine Hand direkt frontal vor das Kind mit der Aufforderung, dreimal dagegenzutreten. Dann hält er seine Hand in einem Winkel von 45 Grad zunächst links, dann rechts neben das Kind für wiederum jeweils drei Tritte.

Reaktion
Das Kind tritt gegen die Hand des Untersuchers und erhält für jeden Tritt einen Punkt. Der höchste Score beträgt für jedes Bein somit 9.

Protokollierung
Die Anzahl der von jedem Bein ausgeführten Tritte wird für jede Position ausgezählt, so daß der Gesamtscore rasch ausgerechnet werden kann.

Beurteilung
Dieser Test untersucht die Koordination der Beine derjenigen Kinder, die den Knie-Hacken-Versuch nicht durchführen können oder wollen. Ein Unterschied zwischen rechts und links kann auf die Dominanz bezogen werden. Eine Interpretation ist nur in Verbindung mit den Befunden der übrigen Untersuchung möglich. Die Leistung korreliert mit dem Alter. Normalerweise ist der Test vom 6. Lebensjahr an fehlerlos ausführbar.

Kapitel 5
Untersuchung der Reflexe

Allgemeine Anmerkungen

Der Untersucher darf nicht vergessen, daß sich bei der Untersuchung vieler Reflexe (einschließlich des Plantarreflexes, der Bauchhautreflexe und des Kremasterreflexes, die später untersucht werden) die Reflexantwort nach zwei oder mehr Versuchen verringert. Falls für denselben Reflex mehrere Versuche nötig sind, sollte daher zwischen jedem Versuch eine Pause (die manchmal einige Minuten dauern kann) gemacht werden.

Verhaltenszustand und Kooperationsbereitschaft

Der Score für den optimalen Verhaltenszustand und die optimale Kooperationsbereitschaft beträgt in den folgenden Untersuchungen 0, wobei jedoch ein Score von 1 für die Kooperationsbereitschaft noch tolerierbar ist.

Haltung

Das Kind kann auf dem Stuhl oder Tisch sitzenbleiben. Während der Reflexauslösung müssen die Arme und Beine symmetrisch gehalten werden und der Kopf muß in der Mitte zentriert sein, um unterschiedliche Einflüsse asymmetrischer Haltungen auf das Ergebnis auszuschließen (insbesondere von Kopf und Rumpf).

Alter

Diese Tests eignen sich für alle Kinder zwischen 3 und 12 Jahren.

Achillessehnenreflex (Abb. 7)

Durchführung

Wir haben die Erfahrung gemacht, daß sich die meisten Kinder im Sitzen besser entspannen, als wenn sie auf einer Untersuchungsliege liegen oder auf einem Stuhl knien. Für die Auslösung des Reflexes müssen die Muskeln des Knies und des Sprunggelenks entspannt sein. Der Untersucher nimmt dann den Fuß des Kindes in seine Hand und hält ihn, im Verhältnis zum Bein, in einer neutralen Position, so daß er jederzeit in der Lage ist, den Grad der Entspannung durch

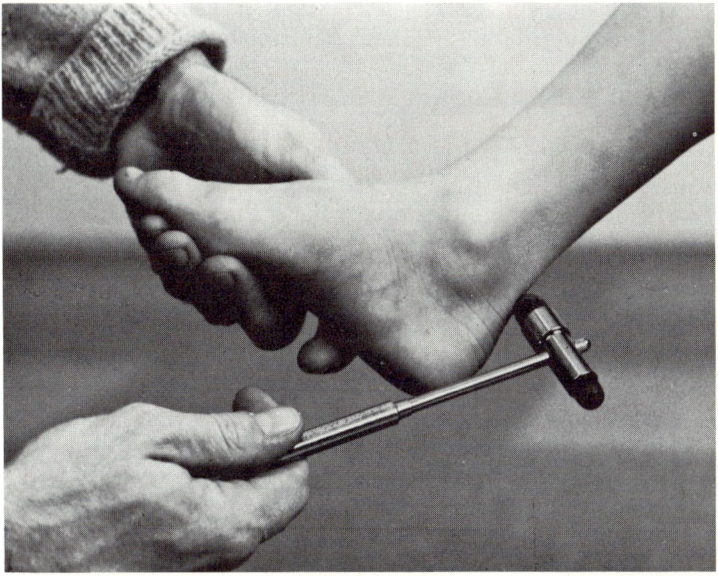

Abb. 7 Auslösen des Achillessehnenreflexes

leichtes Bewegen von Fuß und Bein zu regulieren. Darüber hinaus kann er durch Veränderung der Haltung diejenige Position von Knie und Sprunggelenk herausfinden, die für die Auslösung des Achillessehnenreflexes am geeignetsten ist. Bei Benutzung eines Reflexhammers beklopft der Untersucher die Achillessehne ca. 2 bis 3 cm oberhalb der Insertion am Kalkaneus. Wenn er keine Reflexantwort auslösen kann, muß er die Position von Knie und Sprunggelenk zueinander verändern, wobei zu berücksichtigen ist, daß der M. gastrocnemius (der überwiegend am Achillessehnenreflex beteiligt ist) sowohl auf das Kniegelenk als auch auf das Sprunggelenk einwirkt. Wenn der Untersucher eine positive Antwort erhält, wiederholt er das Beklopfen der Sehne einige Male, wobei er die Intensität und den Abstand vom Sehnenansatz variiert. Auf diese Weise kann er den Schwellenwert des Reflexes bestimmen. Obwohl zwischen einem niedrigen Schwellenwert (bestimmbar durch Intensitätsänderungen des Beklopfens) und der Ausbreitung der reflexogenen Zone (bestimmbar durch Beklopfen in unterschiedlichem Abstand vom ursprünglichen Auslösepunkt) ein Unterschied besteht, sind beide so eng korreliert, daß sie für praktische Zwecke vergleichbar sind. Die übliche Technik zur Auslösung des Achillessehnenreflexes, bei der der Patient aufgefordert wird, mit frei herunterhängenden Füßen auf einem Stuhl oder Tisch zu knien, ist gewöhnlich bei Kindern nicht praktikabel, da sie sich in dieser Stellung nicht ausreichend entspannen.

Reaktion

Es ist eine kurze Plantarflexion des Fußes im Sprunggelenk zu beobachten. Bei nervösen Kindern kommt manchmal eine leichte Beugung des Knies und/oder der Zehen hinzu.

Protokollierung

0 = nicht auslösbar.
1 = schwach auslösbar.
2 = mäßig auslösbar.
3 = lebhaft auslösbar, z.T. mit einigen Kloni.
4 = anhaltender Klonus von mehr als 7–8 Schlägen.

Patellarsehnenreflex (Abb. 8)

Durchführung

Der Untersucher hockt sich frontal vor das Kind und nimmt dessen Bein in eine Hand. Ein leichtes Bewegen des Beines stellt eine gute Entspannung im Knie sicher. Der Untersucher hält das Knie in einer halbgebeugten Position und beklopft mit dem Reflexhammer die Patellarsehne ± 1 cm unterhalb der Patella. Die Überprüfung des Auslösepunkts ist wichtig, denn schon ein gering seitliches Beklopfen der Sehne kann zu einer mangelhaften Auslösung des Reflexes führen. Wenn der Untersucher keine Reaktion erhält, ändert er den Grad der Beugung im Kniegelenk, bis er die Position herausgefunden hat, bei der die besten Reaktionen gezeigt werden. Wenn der Untersucher eine positive Reaktion erhält, ändert er die Intensität des Beklopfens und den Abstand von der Patella (am oder unterhalb des Ansatzes der Quadrizepssehne an der Tibia). Durch das Beklopfen des Muskels oberhalb der Patella wird der Schwellenwert des Reflexes festgelegt.

Reaktion

Es ist eine rasche Extension im Kniegelenk durch Kontraktion des M. quadriceps femoris zu beobachten. Bei jüngeren Kindern kann auch eine leichte Adduktorenkontraktion nachweisbar sein, in der Regel im kontralateralen Bein, gelegentlich auch in beiden Beinen.

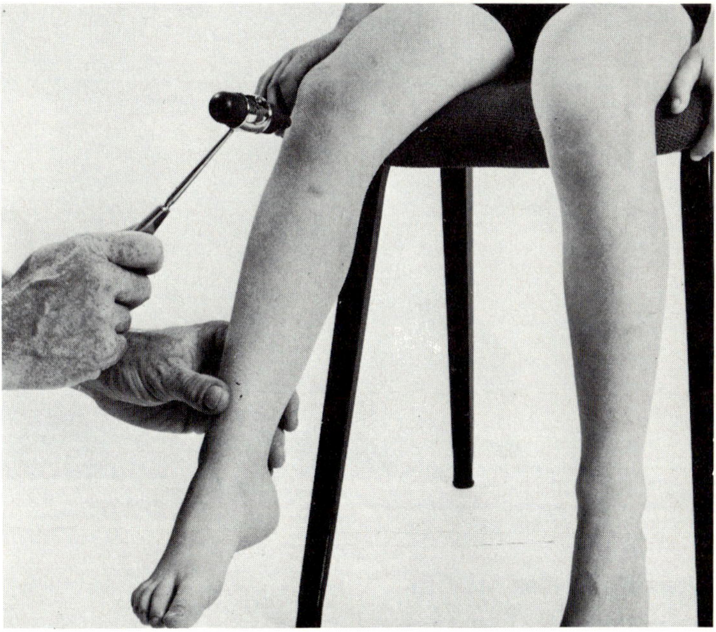

Abb. 8 Auslösen des Patellarsehnenreflexes

Eine Adduktorenkontraktion sollte für jedes Bein getrennt notiert werden. Dreijährige Kinder zeigen manchmal eine geringe Hüftbeugung.

Protokollierung

0 = nicht auslösbar.
1 = schwach auslösbar.
2 = mäßig auslösbar.
3 = sehr lebhaft auslösbar, z.T. gefolgt von einigen Kloni und/oder einer Adduktion des kontralateralen und/oder des ipsilateralen Beines.
4 = anhaltender Klonus; deutliche Adduktion beider Beine. (Wenn der Patellarsehnenreflex pendelartig ist, wird dies gesondert notiert.)

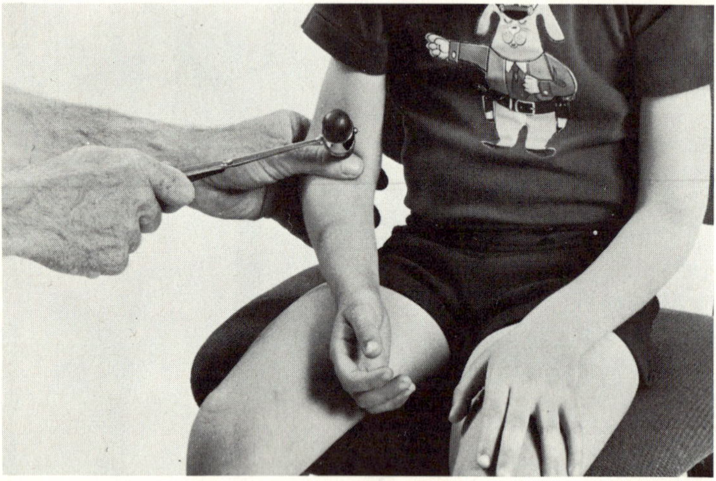

Abb. 9 Auslösen des Bicepssehnenreflexes

Bicepssehnenreflex (Abb. 9)

Durchführung
Das Kind wird aufgefordert, seine gebeugten Arme so auf den Bauch zu legen, daß die Ellbogengelenke in Mittelstellung sind. Der Untersucher vergewissert sich, daß die Ellbogengelenke entspannt sind, indem er die Unterarme des Kindes leicht bewegt. Er legt seinen Finger auf die Sehne des M. biceps brachii und beklopft den Finger mit kurzen Schlägen des Reflexhammers. Bleibt eine Reaktion aus, so muß der Beugungswinkel des Ellbogens so lange variiert werden, bis die Position mit der besten Reflexantwort gefunden ist. Um den Schwellenwert des Reflexes zu bestimmen, ist die Untersuchung mehrfach zu wiederholen, wobei die Intensität des Beklopfens und die Abstände vom Ellbogen geändert werden (am Oberarm an der Bicepssehne und am Muskel nach oben, am Unterarm an der Volarseite herunter). Ein direkter Vergleich der Reflexantworten beider Seiten ist möglich, wenn man eine symmetrische Lage der Arme während der Auslösung des Reflexes beibehält.

Reaktion
Es ist eine rasche Beugung im Ellbogengelenk, hervorgerufen durch eine Kontraktion des M. biceps brachii, zu sehen oder zu fühlen.

Häufig kontrahiert sich auch der M. brachialis, so daß die Reaktion noch deutlicher (Beugung des Unterarms) ausfällt. Bei Stimulation des M. brachialis (an der Radialseite des Unterarms unter der Bizepssehne gelegen) kann eine leichte Pronation des Unterarms auftreten. Bei vielen Kindern läßt sich eine leichte Beugung der Finger beobachten, insbesondere wenn der Unterarm supiniert gehalten wird. Diese Reaktion, die eine Ausbreitung des Reizes auf andere Muskeln anzeigt, ist jedoch nicht obligat. Manchmal ist eine leichte Beugung der Finger die einzige zu beobachtende Reaktion. Das gilt insbesondere für Kinder mit einer niedrigen Intensität des Bizepssehnenreflexes. Nachdem durch Veränderungen der Haltung im Ellbogengelenk nachgewiesen wurde, daß keine bessere Reaktion möglich ist, interpretieren wir die Beugung der Finger als positive Reflexantwort von niedriger Intensität.

Protokollierung
0 = nicht auslösbar.
1 = schwach auslösbar, fühlbar, aber nicht zu sehen.
2 = mäßige Bewegung im Ellbogengelenk, häufig leichte Beugung der Finger und/oder leichte Pronation des Unterarms.
3 = sehr lebhaft auslösbar; z.T. einige Kloni, im allgemeinen ausgeprägte Beugung der Finger, unabhängig davon, ob der Unterarm supiniert ist oder nicht.

Tricepssehnenreflex (Abb. 10)

Durchführung
Der Untersucher nimmt das Handgelenk des Kindes in eine Hand, so daß das Ellbogengelenk halb gebeugt ist. Durch leichte Bewegungen im Ellbogen- und Schultergelenk wird eine ausreichende Entspannung der Muskeln dieser beiden Gelenke sichergestellt. Mit dem Reflexhammer wird die Sehne des M. triceps brachii ca. 1 bis 2 cm oberhalb des Olekranon beklopft. Zur Festlegung des Schwellenwertes des Reflexes sollte die Untersuchung mehrfach wiederholt werden. Dabei wird sowohl die Intensität des Beklopfens von Sehne und Muskel als auch der Abstand vom Olekranon variiert.

Reaktion
Es ist eine rasche, leichte Streckung im Ellbogengelenk, hervorgerufen durch eine Kontraktion des M. triceps brachii, zu beobachten.

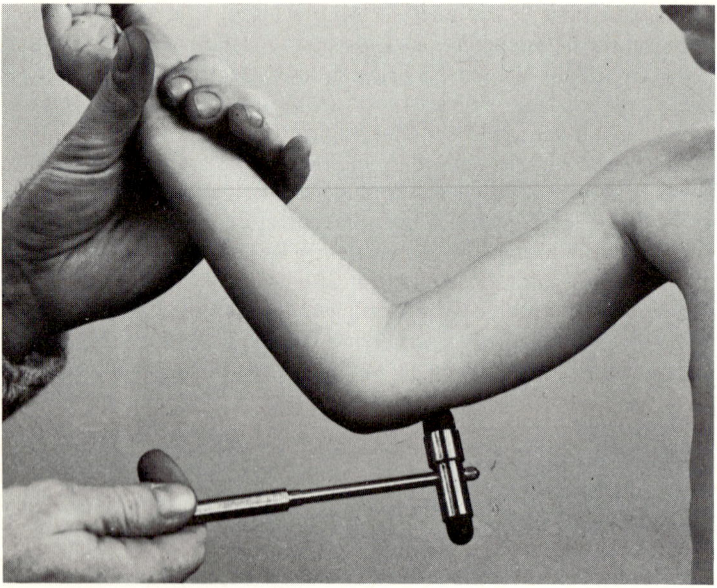

Abb. 10 Auslösen des Trizepssehnenreflexes

Protokollierung
0 = nicht auslösbar.
1 = schwach auslösbar, fühlbar, aber nicht zu sehen.
2 = mäßig auslösbar, sichtbare Bewegung im Ellbogengelenk.
3 = sehr lebhaft auslösbar; Kloni sind sehr selten nachweisbar; gelegentlich leichte Streckung der Finger.

Schwellenwerte der Sehnenreflexe

Bei der Untersuchung jedes Reflexes wird die Reizintensität in der entsprechenden standardisierten Position variiert. Ist die Reflexantwort von hoher Intensität oder reicht ein geringer Reiz aus, um eine Reflexantwort hervorzurufen, wird als nächstes die Ausbreitung der Zone untersucht, in der der Reflex auslösbar ist.
Der Untersucher sieht sich mit zwei Problemen konfrontiert. Zunächst stellt sich die Frage, wie viele Versuche notwendig sind, um die Annahme zu rechtfertigen, daß der Reflex nicht auslösbar ist. Alsdann ist zu fragen, welche Reflexintensität bei mehreren Versuchen notiert werden soll. Wenn nach vier oder fünf Versuchen in

gut standardisierter Mittelstellung mit wechselnder Reizintensität keine Reflexantwort auslösbar ist und die Muskulatur des Kindes dabei gut entspannt ist, kann ein Score von 0 gegeben werden. In jedem Fall sind für die Festlegung der Scores mindestens drei unmittelbar miteinander vergleichbare Reaktionen bei gleichbleibender Reizintensität erforderlich.

Protokollierung

0 = Reflex nicht auslösbar.
1 = hoher Schwellenwert, hohe Reizintensität erforderlich.
2 = mittlerer Schwellenwert.
3 = geringe Reizschwelle, sehr niedrige Reizintensität erforderlich; Ausweitung der Zone, in der der Reflex auslösbar ist.

Beurteilung

Gänzliches Fehlen oder niedrige Intensität von Reflexen mit einer hohen Reizschwelle können auf eine Muskelerkrankung, eine peripher-nervale Störung oder eine Erkrankung des peripheren motorischen Neurons hinweisen.

Bei 3- oder 4jährigen Kindern sind die Reflexe jedoch häufig schwer auslösbar, wobei die Reflexantworten deutlich wechseln. Dies Phänomen steht in diesem Alter meistens in Beziehung zur Körperkonstitution und nicht zu irgendwelchen grundlegenden Unterschieden im neuromuskulären System.

Gesteigerte Reflexe können die Folge einer Läsion des zentralen motorischen Neurons sein. Bei Asymmetrien sind weitere Untersuchungen erforderlich, da sie in Kombination mit anderen Symptomen von einem Hemisyndrom herrühren können. Manchmal sind eindeutige Asymmetrien der Sehnenreflexe auch als isolierter Befund nachweisbar. Sie müssen nicht notwendigerweise von klinischer Bedeutung sein. Ein einziger asymmetrischer Reflex kann jedoch das erste und sogar das einzige Anzeichen für eine periphere Nervenerkrankung oder eine lokalisierte Muskelerkrankung sein. Er kann aber auch ein Residualsymptom einer abgelaufenen Störung sein (Trauma, Infektionskrankheiten mit hohem Fieber, Funktionsstörungen der endokrinen Drüsen). Eine hohe Reflexintensität ist häufig, aber nicht zwangsläufig mit einer niedrigen Reizschwelle korreliert. So können Kinder mit einer geringen nervalen Funktionsstörung eine niedrige Reizschwelle bei normaler Reflexintensität aufweisen. Auch das Gegenteil ist möglich.

Anhaltende Asymmetrien lediglich der Reizschwelle und Asymmetrien ohne eindeutig lateralisiertes Muster können Hinweise für eine geringe neurologische Funktionsstörung sein. Bei 5- bis 6jährigen Kindern, bei denen die Lateralität bereits gut ausgeprägt ist, kann eine leichte Asymmetrie der Reizschwelle der Sehnenreflexe nachweisbar sein, ohne daß dies von klinischer Bedeutung sein muß. Eine niedrige Reizschwelle tritt häufiger auf der Seite der bevorzugten Extremität auf. Für alle Altersgruppen liegt die optimale Reaktion der Sehnenreflexe und der Reizschwellen bei einem Score von 2. Wieder muß betont werden, daß eine nichtoptimale Reaktion keineswegs immer ein pathologisches Zeichen ist.

Plantarreaktion (Fußsohlenhautreflex) (Abb. 11)

Durchführung
Der Untersucher hält den Fuß des Kindes in Mittelstellung und streicht mit einem scharfen Gegenstand oder mit seinem Fingernagel an der lateralen Fußsohle von den Zehen zum Hacken. Dabei darf das Kratzen nicht so fest sein, daß das Bein weggezogen wird.
Die beschriebene Technik unterscheidet sich von der klassischen

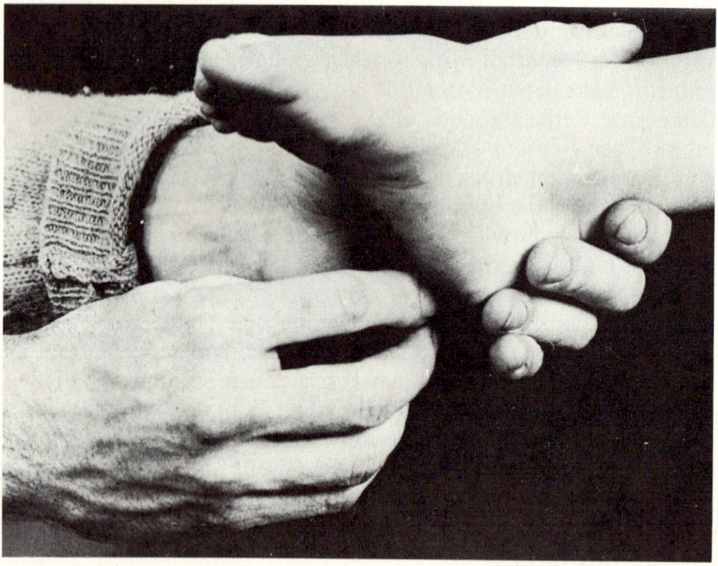

Abb. 11 Auslösen der Plantarreaktion durch Bestreichen der lateralen Fußsohle von den Zehen zum Hacken

Auslösung der Plantarreaktion, bei der der Untersucher von den Hacken zu den Zehen an der lateralen Fußsohle entlang streicht. Das hat den Nachteil, daß am Ende des Bestreichens der spezifische Reiz für den Greifreflex ausgelöst wird. In diesem Fall kann also eine Plantarflexion der Zehen entweder einen positiven Greifreflex oder eine Plantarreaktion bedeuten. Die Unterscheidung ist wichtig, da insbesondere ein positiver Greifreflex bei einem 3- oder 4jährigen Kind ein Anzeichen für eine Reifungsverzögerung des zentralen Nervensystems sein kann.

Reaktion

An der Großzehe können drei verschiedene Reaktionsformen beobachtet werden:

a) negative Reaktion; keine Bewegung der Zehe als Folge des Reizes,
b) ruckartige Dorsal- oder Plantarflexion der Großzehe,
c) tonische Dorsal- oder Plantarflexion.

Die übrigen Zehen können sich spreizen bzw. fächerförmig ausbreiten.

Protokollierung

a) *Großzehe*

Dorsalflexion:	0 = keine Reaktion.
	1 = ruckartige Dorsalflexion.
	2 = tonische, anhaltende Dorsalflexion.
Plantarflexion:	0 = keine Reaktion.
	1 = ruckartige Plantarflexion.
	2 = tonische, anhaltende Plantarflexion.
b) *übrige Zehen*	0 = kein fächerförmiges Spreizen.
	1 = fächerförmiges Spreizen nachweisbar.

Beurteilung

Die Plantarflexion stellt die eigentliche optimale Reaktion dar. Unter klinischen Gesichtspunkten kann auch die Beurteilung „keine Reaktion" noch als optimal angesehen werden. Eine inkonstante Dorsalflexion wird häufiger bei Kindern bis zum Alter von 4 oder 5 Jahren beobachtet. Sie ist gewöhnlich ruckartig. Als abnorm ist diese ruckartige Dorsalflexion jedoch dann anzusehen, wenn sie eindeutig stereotyp erfolgt. Eine wechselnde ruckartige Dorsalflexion wird gefunden, wenn das Kind sehr kitzelig ist (möglicherweise als Folge von Anspannung und Nervosität). Sie ist gewöhnlich nicht von klinischer Bedeutung.

Eine anhaltende Dorsalflexion, die nicht von einer Fußdeformität herrührt (Pes cavus), ist als Hinweis auf eine neurologische Funktionsstörung anzusehen, insbesondere beim Nachweis weiterer entsprechender Zeichen. Bei einem Pes cavus kann die irreführende Dorsalflexion oft dadurch überwunden werden, daß man den Kopf des Os metatarsale I hochschiebt. Die Bewegung der Großzehe (und der übrigen Zehen) resultiert bei der Plantarreaktion aus dem Zusammenspiel der Extensoren und Flexoren des Fußes. Bei Säuglingen und jungen Kleinkindern besteht eine Verlagerung des Gleichgewichts zwischen Flexoren und Extensoren, die eine Dorsalflexion und eine Zehenspreizung begünstigt, während bei Kindern über 3 Jahren das Zusammenspiel von Extensoren und Flexoren gewöhnlich zu einer Plantarflexion der Zehen oder zu einer „indifferenten" Reaktion (keinerlei Bewegung oder Haltungsänderung) führt. Bei Vorliegen von Fußdeformitäten kann sich das Gleichgewicht zwischen Extensoren und Flexoren wieder verlagern (z.B. beim Pes cavus zur dorsal flektierten Seite). Eine Störung des Gleichgewichts ist durch eine Änderung der Fußhaltung korrigierbar. Die korrigierende Maßnahme kann aber, insbesondere bei Kleinkindern, einen Greifreflex hervorrufen, so daß eine eindeutige Differenzierung der ursprünglichen Bewegung der Großzehe problematisch wird. In seltenen Fällen ist die Fußdeformität selbst die Folge einer neurologischen Erkrankung (z.B. Friedreich- oder Marie-Hoffmann-Erkrankung).
Ein Fächern bzw. Spreizen der Zehen ist bei Kindern unter 5 Jahren häufig vorhanden, bei älteren Kindern kann es ein Symptom einer neurologischen Funktionsstörung sein, wenn es nicht Teil einer allgemeinen Fluchtbewegung des Beines ist.
Asymmetrien können von großer Bedeutung sein und erfordern weitere Untersuchungen. Bereits leichte Unterschiede der Reaktionen zwischen dem linken und rechten Fuß, wie Plantarflexion auf einer Seite und eine negative Reaktion auf der anderen, sind als bedeutungsvolle Asymmetrien anzusehen, wenn dazu andere Zeichen einer Lateralisation nachweisbar sind. Ohne Nachweis anderer, nichtoptimaler Befunde ist eine isolierte Asymmetrie, z.B. eine Asymmetrie der Plantarreaktion, gewöhnlich ohne klinische Bedeutung.

Fuß-Greif-Reflex (Abb. 12)

Durchführung

Der Untersucher legt den Zeigefinger gegen den Kopf der Ossa metatarsalia, denen er sich von der lateralen Fußseite her nähert, und übt einen kräftigen Druck aus.

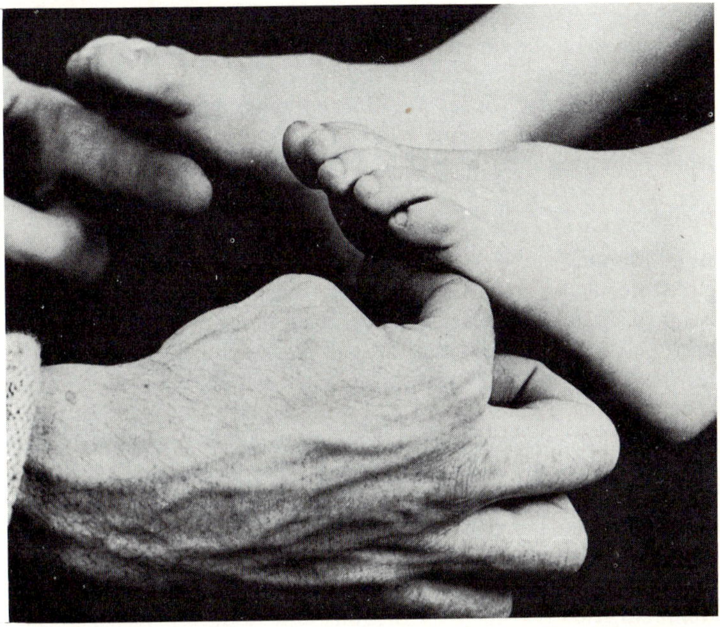

Abb. 12 Handhaltung des Untersuchers zur Auslösung des Fuß-Greif-Reflexes

Reaktion
Es wird eine Plantarflexion aller Zehen beobachtet.

Protokollierung
0 = nicht nachweisbar.
1 = schwach oder nicht anhaltend.
2 = ca. 10 Sekunden anhaltende Reaktion.

Beurteilung
Ein Score von 2 ist immer abnorm. Dabei kann diese Beurteilung lediglich eine Retardierung des Nervensystems anzeigen. Sie kann aber auch die Manifestation einer Schädigung des Zentralnervensystems bedeuten. Bei einer ausgeprägten Verschlechterung der Funktionen des Zentralnervensystems kann der Greifreflex wieder in Erscheinung treten. Die Abklärung dieser Möglichkeit überschreitet jedoch die Grenzen der Untersuchung einer geringen neurologischen Funktionsstörung.

Ein Score von 1 ist bei Kindern unter 4 Jahren absolut üblich und hat keine klinische Bedeutung. Auszuschließen ist die Verwechslung des mechanischen Effekts eines zu starken Drucks auf die empfindliche Fußsohle des Kindes mit einer reflexogenen Plantarflexion der Zehen. Letzteres weist eine kurze, aber eindeutige Latenz auf, wogegen ersteres lediglich auf dem mechanischen Druck beruht.

Fußklonus

Durchführung

Der Untersucher stabilisiert den Unterschenkel des Kindes mit einer Hand, während er mit der anderen Hand den Fuß abrupt dorsalflektiert. Dabei kommt es darauf an, die passive Streckung, die auf diese Weise durch die Fußextension erreicht wurde, einen Moment lang beizubehalten. Ferner ist auf eine völlige Entspannung im Sprunggelenk zu achten. Sie kann am leichtesten durch freies Herabhängen von Beinen und Füßen erreicht werden. Bei nachweisbarem Klonus muß die passive Streckung der Extensoren so lange beibehalten werden wie der Klonus dauert.

Reaktion

Wenn ein Klonus vorhanden ist, folgt eine Serie von regelmäßigen ruckartigen Kontraktionen der Wadenmuskulatur. Die Anzahl dieser Kloni wird gezählt; beide Beine werden getrennt untersucht.

Protokollierung

0 = keine Kloni.
1 = 2–4 Kloni.
2 = 5–7 Kloni.
3 = 8 oder mehr Kloni.

Beurteilung

Der optimale Score für alle Altersgruppen ist 0. Werden beide Beine gleich bewertet, ist lediglich ein Score von 3 klinisch bedeutungsvoll. Hierdurch wird ein insgesamt gesteigertes Niveau der Muskeleigenreflexe deutlich, das aus einem Verlust der Asynchronie der Entladungen der Motoneurone bei den Streckreflexen resultiert. Jede supranukleäre Funktionsstörung, die den inhibitorischen Effekt auf die segmentalen Streckreflexe zerstört, kann zum Verlust der Asynchronie führen. Seitengleiche Scores von 1 oder 2 sind gewöhnlich nicht von Bedeutung.

Ein Klonus läßt sich als eine Oszillation der Aktivität der Muskel-

spindeln während einer Muskelkontraktion definieren. Auf diese Weise können alle Ereignisse, die das Gleichgewicht zwischen der Aktivität intrafusaler und extrafusaler Muskelfasern verändern, zu einem Klonus führen. Eine solche Veränderung geschieht z.B. im Zustand von Anspannung und Nervosität. Sie kann zu einem erschöpfbaren Klonus führen (Score 1 oder 2). Manchmal ist ein Score von 1 (oder sogar 2) bei lebhaften Jungen nachweisbar, ohne daß eine Anspannung besteht. Ein anhaltender Klonus (Score 3) stellt jedoch immer die Manifestation einer Hyperreflexie dar und deutet auf eine Schädigung im Nervensystem hin.
Bei asymmetrischen Befunden können Scores von 1 oder 2 ebenfalls eine klinische Bedeutung haben, da sie möglicherweise Teil eines leichten Hemisyndroms sind.

Palmomentalreflex (Abb. 13)

Durchführung
Der Untersucher streicht mit dem Fingernagel oder einer Nadel an der radialen Seite der Handfläche entlang und beobachtet die mentale Muskulatur am Kinn.

Reaktion
Es ist eine leichte, rasche Kontraktion des homolateralen M. mentalis des Kinns zu beobachten. Bei einer starken Reaktion kann sich auch der kontralaterale Muskel kontrahieren.

Protokollierung
0 = nicht nachweisbar.
1 = kaum erkennbar; rasche Kontraktion, die nicht sofort reproduzierbar ist.
2 = deutliche Kontraktion auf der homolateralen Seite mit einer Habituation nach zwei oder drei Versuchen.
3 = deutliche Kontraktion ohne Habituation nach zwei oder drei Versuchen, häufig Ausbreitung auf die kontralaterale Seite, eventuell treten perioral unwillkürliche Bewegungen auf.

Beurteilung
Vermutlich ist 0 der optimale Score, obwohl ein Score von 1 bei vielen Personen gefunden wird, und zwar sowohl bei Kindern als auch bei Erwachsenen. Kinder unter 4 Jahren zeigen häufig einen Score von 2. Bei älteren Kindern, die Anzeichen für eine geringe neurologische Funktionsstörung aufweisen, ist ein Score von 2 mög-

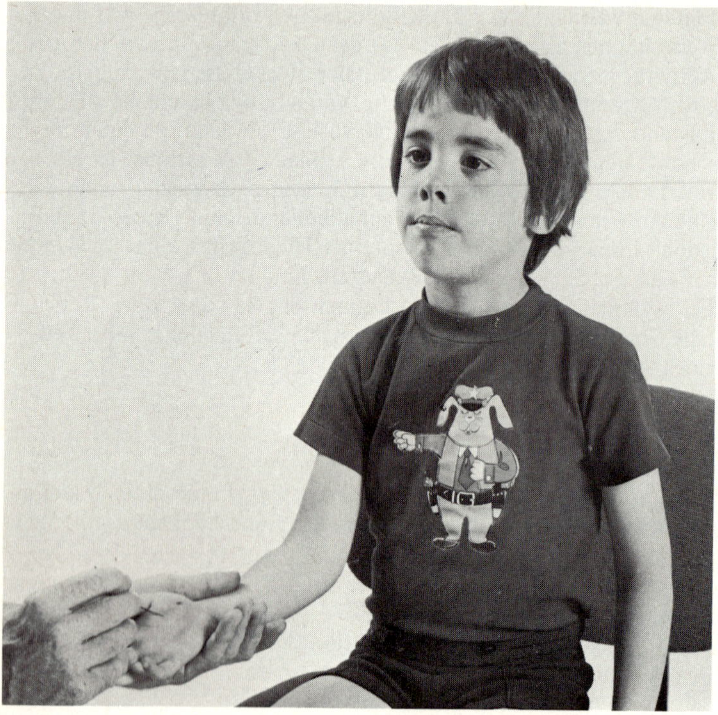

Abb. 13 Auslösen des Palmomentalreflexes; beachte die leichte Kontraktion der Mentalmuskulatur

lich. Ein Score von 3 ist selten und dann Symptom einer Entwicklungsretardierung oder einer neurologischen Funktionsstörung.

Mayer- und Léri-Reflex (Abb. 14 und 15)

Durchführung

Der Untersucher beugt den gestreckten vierten Finger des Kindes, indem er ihn in die Handfläche des Kindes drückt. Diese starke passive Beugung im Metakarpophalangealgelenk führt zu einer Adduktion und Opposition des getreckten Daumens, die als Mayer-Reflex bezeichnet wird. Da die Durchführung etwas schmerzhaft sein kann, muß sie behutsam erfolgen, um die Kooperation des Kindes nicht zu gefährden.

Zur Auslösung des Léri-Reflexes ergreift der Untersucher den Unterarm des Kindes mit der einen Hand und die Hand des Kindes mit

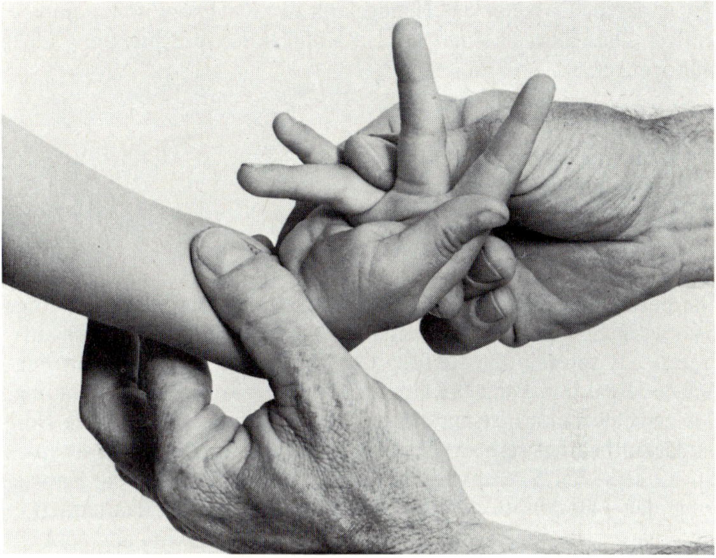

Abb. 14 Auslösen des Mayer-Reflexes

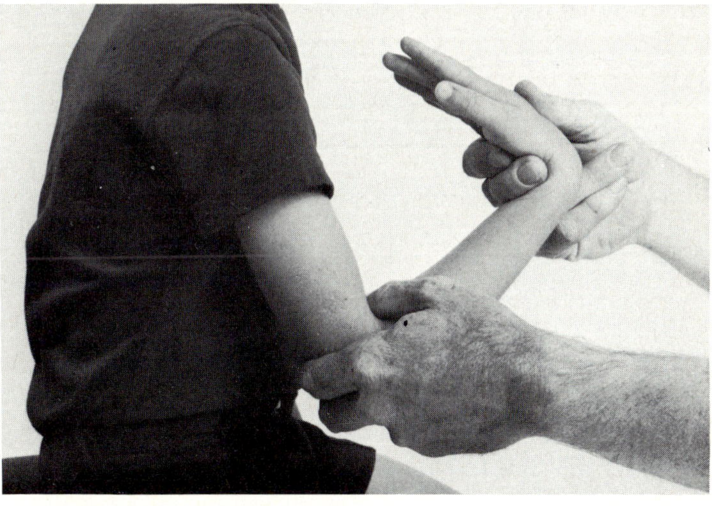

Abb. 15 Auslösen des Léri-Reflexes

der anderen. Er beugt das Handgelenk des Kindes plötzlich und kräftig. Dies führt zu einer kurzen Kontraktion der Flexoren am Ellbogengelenk.

Protokollierung

0 = nicht nachweisbar.
1 = schwache Reaktion.
2 = eindeutige Reaktion.

Beurteilung

Die beschriebenen Reaktionen sind gewöhnlich erst bei Fünfjährigen nachweisbar, können aber manchmal schon in jüngerem Alter auftreten. Sie spiegeln die Reifung des Nervensystems wider. Ein Fehlen der Reaktion kann bei älteren Kindern durch eine Erkrankung des zentralen motorischen Neurons oder durch eine periphere Nervenläsion bedingt sein. Asymmetrien können Teil eines Hemisyndroms sein. Bei 5–6jährigen Kindern muß jedoch auch die Entwicklung der Lateralisation berücksichtigt werden. Die Reaktionen sind häufig in der bevorzugten Hand oder im Arm am deutlichsten.

Der Mayer-Reflex und der Léri-Reflex sind normalerweise vorhanden. Sie stellen assoziierte Bewegungen dar und sind ein Zeichen der Differenzierung von Hand- und Armmotilität.

Kapitel 6
Untersuchung des stehenden Kindes

Verhaltenszustand und Kooperationsbereitschaft
In der folgenden Testserie ist der optimale Score für den Verhaltenszustand des Kindes 0, da sonst – bei einem verspannten oder steifen Kind – die Ergebnisse schwer zu interpretieren sind. Der Score für die Kooperationsbereitschaft kann 0 oder 1 sein.

Stellung
Das Kind steht aufrecht und entspannt. Die Arme hängen locker an der Körperseite herab.

Alter
Diese Tests eignen sich für alle Kinder zwischen 3 und 12 Jahren.

Haltung

Durchführung
Der Untersucher prüft die Haltung von Kopf, Rumpf und Extremitäten.

Protokollierung – Kopf und Rumpf
Jede anhaltende Abweichung von der symmetrischen, aufrechten Haltung wird beschrieben, indem der angemessene Score in der entsprechenden Stelle des Untersuchungsbogens vermerkt wird. Besondere Beachtung muß einer abweichenden Haltung der Schultern oder des Beckens, z.B. Kyphose oder ausgeprägte Lendenlordose, geschenkt werden. Obwohl diese Veränderungen auch beim vollständig angezogenen Kind zu sehen sind, sollten sie beim ausgezogenen Kind erneut überprüft werden. Eine leichte Skoliose kann beim angezogenen Kind übersehen werden. Die Haltung des Rückens muß daher in einem späteren Stadium der Untersuchung noch einmal überprüft werden (s. Bauchhautreflex, S. 113, und Galant-Reflex, S. 115).

Beurteilung
Häufig gibt es erhebliche Schwankungen in der Körperhaltung (Abb. 16 und 17). Runde Schultern sind meist ohne neurologische Bedeu-

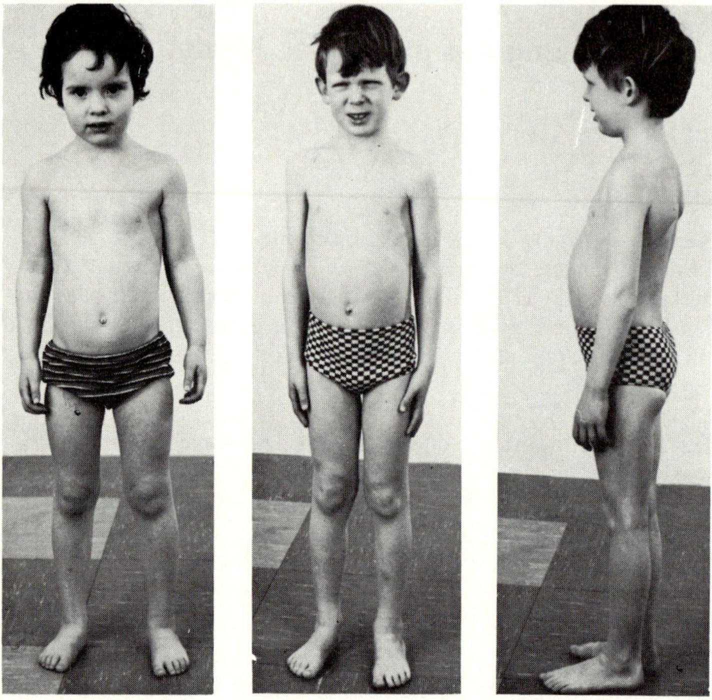

Abb. 16 (linke Seite) u. 17 (rechte Seite). Haltung im Stehen bei unterschiedlichen Altersstufen. Abb. 16: ein 3jähriges Kind steht breitbasig in ziemlich plumper Haltung (links). Das gesunde 4Jährige kann seinen Körper gerade halten. Es steht nicht mehr so breitbasig und die plumpe Haltung des 3Jährigen ist verschwunden (Mitte); dasselbe Kind von der Seite (rechts)

tung. Eine Kyphose und eine ausgeprägte Lendenlordose dagegen können Folge eines statischen Defektes oder einer generalisierten Muskelhypotonie sein (Ausnahmen davon bilden junge, schlanke Mädchen, die häufig eine ausgeprägte Lendenlordose ohne Hinweis auf einen neurologischen Defekt aufweisen).

Eine Asymmetrie ist möglicherweise Teil eines Hemisyndroms, das den Rumpf und/oder die Extremitäten mit einbezieht. Obwohl eine Skoliose die Folge einer einseitigen Muskelschwäche (Poliomyelitis) oder einer Hypertonie (irritative Prozesse, Myositis, Interkostalneuritis, renale Neoplasmen) sein kann, sollte nach Skelettanomalien gefandet werden. Zum Ausschluß interner Erkrankungen ist häufig

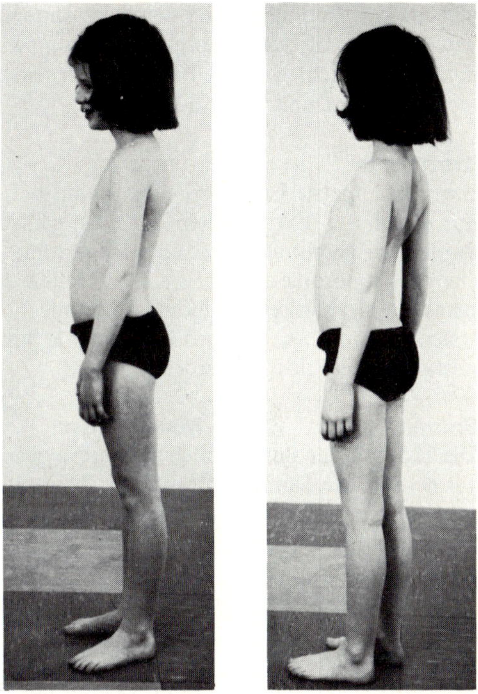

Abb. 17: Haltung im Stehen bei einem schlanken 7jährigen Mädchen (links) ohne neurologische Auffälligkeiten; beachte die Kyphose und die Lendenlordose. Dasselbe Mädchen nach der Aufforderung, den Rücken zu strecken (rechts); beachte die ausgeprägte Lendenlordose

eine pädiatrische Untersuchung erforderlich. In sehr seltenen Fällen ist eine Skoliose eines der ersten manifesten Symptome einer Friedreich-Ataxie.

Protokollierung – obere Extremitäten

Die Haltung der frei herabhängenden Arme wird durch Eintragung der angemessenen Scores in die entsprechende Rubrik des Untersuchungsbogens beschrieben. Außenrotation, Innenrotation, Flexion, Extension, Adduktion und Abduktion werden auf einer Skala von 0 bis 2 eingeordnet. 0 bedeutet, daß die Beschreibung nicht valide ist, 2 entspricht einer eindeutigen Validität. Jede Körperseite wird auf der korrespondierenden Seite des Untersuchungsbogens gesondert bewertet, so daß symmetrische und asymmetrische Abweichungen deutlich gemacht werden. Bei einer normalen Haltung sind die Arme locker gebeugt und leicht adduziert.

Beurteilung

Eine Asymmetrie kann Teil eines Hemisyndroms sein, das entweder nur die oberen Extremitäten oder den ganzen Körper betrifft und durch eine Hypotonie oder eine Hypertonie bedingt ist. Als Ursache der Hypotonie kommen eine periphere Läsion (z.B. eine Plexusparese), eine Muskelerkrankung oder eine Funktionsstörung des zentralen motorischen Neurons in Betracht. Statische Auffälligkeiten müssen ausgeschlossen werden.

Protokollierung – untere Extremitäten

Die Haltung der Beine und Füße wird auf dem Untersuchungsbogen vermerkt. Jede Seite wird gesondert beurteilt, womit sich sowohl symmetrische als auch asymmetrische Abweichungen erfassen lassen. Der Abstand zwischen beiden Füßen, der für einen sicheren Stand erforderlich ist, verdient besondere Beachtung. Auch die Symmetrie des Fußgewölbes wird untersucht und notiert.

Beurteilung

Ein geringes Ausmaß von Genu valgum oder Pes valgus ist im Alter unter 6 Jahren normal. Es geht einher mit dem Gehen und Stehen auf dem Spann. Das Kind erweckt dabei den Eindruck, als habe es Plattfüße. Wenn das Sprunggelenk jedoch korrigiert wird, zeigt sich eine ausreichende Ausprägung des Fußgewölbes (Abb. 18 und 19). Bei normalen Kindern besteht aufgrund der Bänderschlaffheit der Gelenke in dieser Hinsicht eine erhebliche Variationsbreite. Ein sehr ausgeprägtes Genu valgum und/oder Pes valgus sind oft, insbesondere bei Kindern über 6 Jahren, neurologisch bedingt (Hypotonie). Dabei ist zwischen Plattfüßen (Pes planus) und Stehen auf dem Spann (verbunden mit breiten Vorfüßen) zu differenzieren. Letzteres ist häufig ein Zeichen für eine Hypotonie, wogegen Plattfüße gewöhnlich keine neurologische Bedeutung haben.
Größere Bedeutung kommt im allgemeinen einer Asymmetrie zu, die eine statische oder neurologische Ursache haben kann. Verletzungen mit Unterschenkelbrüchen oder Verstauchungen im Sprunggelenk können noch nach langer Zeit eine leichte Haltungsasymmetrie hervorrufen. Eine Asymmetrie kann auch Teil eines Hemisyn-

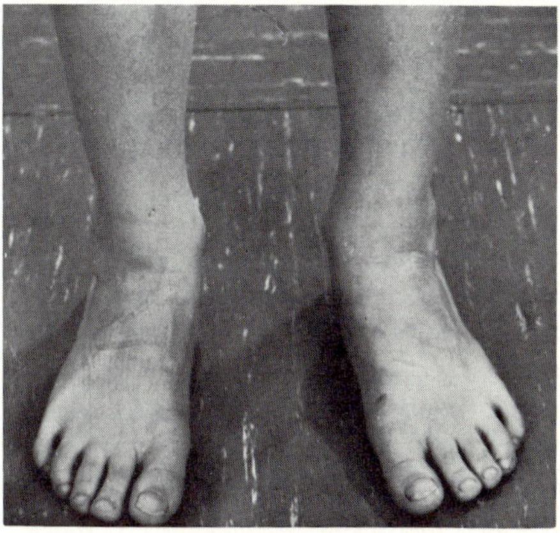

Abb. 18 Die Füße eines 5jährigen Jungen beim Stand auf dem Spann. Das Fußgewölbe scheint verstrichen zu sein. Nach Korrektur der Stellung der Sprunggelenke erscheint das Fußgewölbe angemessen ausgebildet

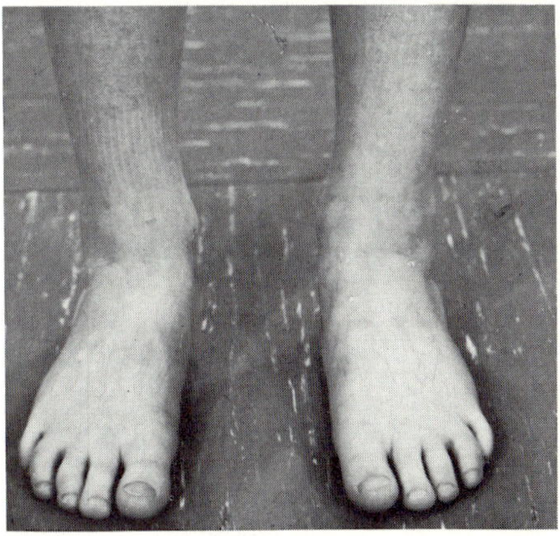

Abb. 19 Plattfüße bei einem 8jährigen Kind ohne neurologische Auffälligkeiten. Nach Korrektur der Sprunggelenksstellung bildet sich kein ausreichendes Fußgewölbe aus

droms sein. Periphernervale Störungen sind als Ursache eines einseitigen Zusammenbruchs des Fußgewölbes oder einer abweichenden Fußhaltung denkbar. Ein abnorm großer Abstand zwischen den Knöcheln muß als Zeichen einer zerebellären oder sensorischen Funktionsstörung berücksichtigt werden.

Die ausführliche Diskussion des Pes cavus und anderer Fußdeformitäten, die mit schweren neurologischen Erkrankungen verbunden sind, fällt nicht mehr in den Themenkreis dieses Buches. Bekanntlich kann der Pes cavus als eine (oder sogar die einzige) Manifestation einer Dysraphie auftreten. In seltenen Fällen ist er das erste Symptom einer Friedreich-Ataxie.

Spontane Motilität

Durchführung

Die spontane motorische Aktivität wird in der gleichen Weise beobachtet wie beim Sitzen (s. S. 27). Wieder wird zwischen grober und Feinmotorik unterschieden und die Quantität und Qualität für jeden Typ gesondert vermerkt. Das Auftreten von unwillkürlichen Bewegungen verdient besondere Aufmerksamkeit (s. S. 72).
Wenn das Kind steht und darauf wartet, was als nächstes passiert, ist eine Beurteilung der Qualität der Bewegungen unter Umständen schwierig. Wenn die Haltung untersucht wird, kann das Kind jedoch aufgefordert werden, gerade zu stehen, sich zu entspannen, sich umzudrehen etc. Die Bewegungen, die für diese Aktionen erforderlich sind, sind auf ihre Qualität hin zu beurteilen.
Die Beobachtungen der motorischen Aktivitäten im Stehen werden sich hauptsächlich mit der groben Motorik befassen, während die Beobachtungen im Sitzen die Feinmotorik, z.B. beim Hantieren mit Spielsachen, mit einschließen.

Protokollierung

a) *Quantität*

Grobe Motorik:
- 0 = keine Bewegung. Das Kind steht mindestens zwei Minuten lang völlig ruhig.
- 1 = nur wenige Bewegungen. Das Kind steht auf einer Stelle, dreht sich aber etwas herum, wechselt die Stellung der Füße und bewegt seine Arme etc.
- 2 = mittleres Bewegungsausmaß. Das Kind steht noch mehr oder weniger auf derselben Stelle, dreht sich jedoch herum, bückt sich, richtet sich wieder auf, dreht mehrfach seinen Kopf herum, bewegt seine Arme etc.
- 3 = sehr großes Bewegungsausmaß. Das Kind kann nicht auf einer Stelle stehen bleiben, bewegt kontinuierlich den Kopf, den Körper und/ oder die Extremitäten.

Feinmotorik:
- 0 = keine Bewegungen. Das Kind steht völlig ruhig, ohne Hände, Füße oder die mimische Muskulatur zu bewegen.
- 1 = nur wenige Bewegungen, vor allem der Hände und des Gesichts.
- 2 = mittleres Bewegungsausmaß. Das Kind öffnet

und schließt die Hände, zieht Grimassen, wackelt mit den Zehen, zupft an seiner Kleidung.

3 = sehr großes Bewegungsausmaß. Das Kind bewegt sich und zappelt die ganze Zeit, zieht Grimassen und zieht ununterbrochen an seiner Kleidung.

b) *Qualität*

Tempo:

0 = das Kind steht völlig ruhig.
1 = die Bewegungen sind langsam.
2 = die Bewegungen sind mittelgradig schnell.
3 = alle Bewegungen sind sehr schnell.

Geschmeidigkeit:

0 = das Kind steht völlig ruhig.
1 = alle Bewegungen sind sehr gewandt und geschmeidig.
2 = die Bewegungen sind überwiegend gewandt und geschmeidig, häufig in Abhängigkeit vom Tempo.
3 = die Bewegungen sind plump und z.T. abrupt und ruckartig, wobei häufig der Eindruck entsteht, sie seien in einzelne Teile zerfallen.
4 = alle Bewegungen werden sehr ungeschickt durchgeführt und sind sehr abrupt und ruckartig.

Adäquanz:

0 = das Kind steht völlig ruhig.
1 = die Bewegungen sind überwiegend adäquat.
2 = einige Bewegungen sind adäquat, andere sind inadäquat und dienen keinem eindeutigen Zweck.
3 = das Kind bewegt sich ziellos umher; seine Bewegungen sind überwiegend nicht adäquat.

c) *Unwillkürliche Bewegungen*: Falls vorhanden, werden Art und Lokalisation beschrieben (s. S. 72).

Beurteilung

Ein Score von 3 für die Quantität der Bewegungen bezeichnet eine Hyperaktivität, wobei eine solche Beschreibung noch keine Diagnose darstellt. Einige Kinder sind während bestimmter Teile der Untersuchung hyperaktiv, während der restlichen Zeit dagegen ruhig und

aufmerksam. Andere sind die ganze Zeit aktiv. In diesen Fällen ergibt die Beobachtung der Bewegungsqualität eine ziemlich abrupte und ruckartige Motorik. Unserer Meinung nach sind diese Kinder mit sehr ruckartigen Bewegungen häufig diejenigen mit einem hyperkinetischen Syndrom in Verbindung mit einer echten zerebralen Funktionsstörung. Kinder, deren Hyperaktivität deutlich von bestimmten Umgebungen abhängig ist, zeigen dagegen eine differenziertere Qualität ihrer Bewegungen.
Trotz des begrenzten diagnostischen Wertes der Quantität der Motorik kann ihre sorgfältige Beobachtung bei einem entspannten und kooperativen Kind dazu beitragen, eine abnorme Motorik aufzudecken. Mit Hilfe eines der folgenden spezifischeren Tests kann der Verdacht dann bestätigt oder widerlegt werden. Dabei lassen sich die Symptome einer neurologischen Funktionsstörung (z.B. Dyskinesie, Koordinationsstörungen, mangelhafte feinmotorische Fähigkeiten) oder ein hohes Ausmaß an nicht altersspezifischen assoziierten Bewegungen nachweisen. Kinder mit einer mangelhaften motorischen Kontrolle neigen bei der Durchführung von schwierigen Aufgaben dazu, ihre Ellbogen gegen den Körper zu drücken, und zwar auch noch in einem Alter, in dem diese Bewegungen ansonsten bereits verschwunden sein sollten. Zudem zeigen diese Kinder wenig spontane Bewegungen. Auch sind ihre Bewegungen im allgemeinen relativ langsam. Dies trifft vor allem für Kinder unter 6 Jahren zu. Bei älteren Kindern scheinen die Bewegungen zwar rascher zu sein, tatsächlich sind sie jedoch in einzelne Bestandteile zerfallen, wodurch sie plump und ruckartig wirken.

Stehen mit ausgestreckten Armen (Abb. 20 und 21)

Durchführung

Das Kind wird aufgefordert, sich mit geschlossenen Füßen und zentriertem Kopf hinzustellen. In dieser Grundhaltung soll es seine Arme mit den Handflächen nach unten 20 Sekunden lang ausstrekken. Der Test wird wiederholt mit nach oben gedrehten Handflächen (Supination). Nach Möglichkeit sollte der Test mit geschlossenen Augen durchgeführt werden, um eine visuelle Korrektur der Armhaltung zu vermeiden. Die Hände müssen etwas voneinander entfernt gehalten werden.

Protokollierung

Zu registrieren sind laterale und vertikale Abweichungen von der Mittellinie. Zudem wird der Grad der Pronation notiert, der sich einstellt, nachdem die Hände für einige Zeit supiniert gehalten wurden.

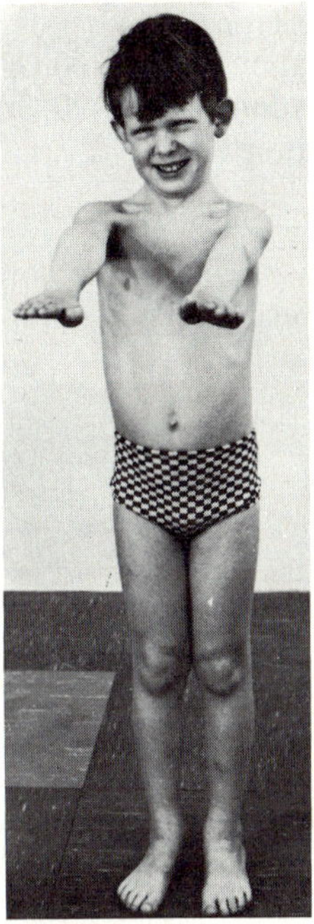

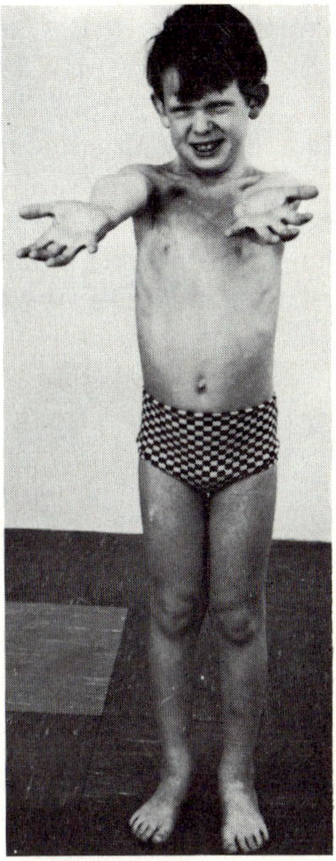

Abb. 20 (links) Stehen mit gestreckten und pronierten Armen

Abb. 21 (rechts) Stehen mit gestreckten und supinierten Armen

Die Haltung der Handgelenke ist wichtig, da Hände und Unterarme oft unvollständig ausgerichtet sind. Die dabei auftretende Art von gedoppeltem Winkel, bei der das Handgelenk leicht angebeugt und die Finger in den Metakarpophalangealgelenken überstreckt sind, ist als Gabelhand oder Löffelhand bekannt.

Abweichung von der Horizontalen:	0 =	keine Abweichung.
	1 =	Arme fallen herab.
	2 =	Arme werden angehoben.
Abweichungen von der Mittellinie:	0 =	keine Abweichung.
	1 =	30 Grad bis 60 Grad zur Seite.
	2 =	60 Grad bis 90 Grad zur Seite.
Löffelhand:	0 =	keine Löffelhand.
	1 =	minimale Löffelhand.
	2 =	deutliche Löffelhand.

Pronation: 0 = keine Pronation.
1 = Pronation von 30–60 Grad.
2 = Pronation von 60–90 Grad.

Jede Seite wird getrennt bewertet.

Beurteilung

Bei Kindern unter 6 Jahren ist eine leichte horizontale Abweichung relativ häufig. Die Abweichung erfolgt bei pronierten Armen mei-

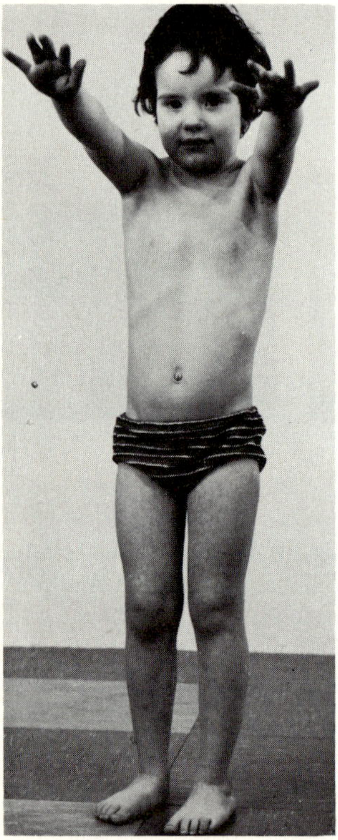

Abb. 22 Ein normales 3jähriges Mädchen steht mit ausgestreckten und pronierten Armen. Beachte die Abweichung der Arme nach oben. Eine leichte Abweichung zur Seite ist ebenfalls vorhanden

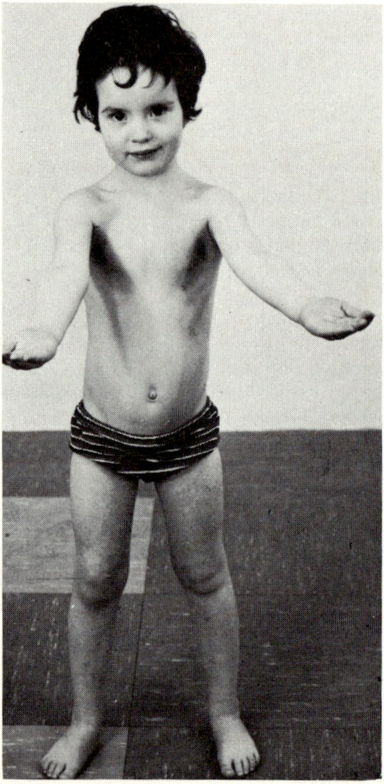

Abb. 23 Dasselbe Kind mit gestreckten und supinierten Armen. Jetzt ist eine Abweichung nach unten und wieder eine leichte Abweichung zur Seite zu beobachten

stens nach oben, und bei supinierten Armen nach unten (Abb. 22 und 23). Kinder dieser Altersgruppe können ebenfalls eine Abweichung von der Mittellinie aufweisen, die bei Dreijährigen einen Score von 1 erreichen kann (Abb. 23). Alle diese Abweichungen sind jedoch bei Kindern über 6 Jahren abnorm und meistens auf eine Hypotonie zurückzuführen. Hierbei wird die Armhaltung überkorrigiert, wodurch die Arme unterhalb der Horizontalen gehalten werden (bei Pronation) oder die Hände in der Mittellinie zusammengebracht werden (bei Supination). Diese Phänomene sind rein propriozeptiver Genese, da die Augen bei diesem Test geschlossen sind. Ein geringes Ausmaß einer Löffelhaltung in beiden Armen ist normal und wird im allgemeinen von einem gering gesteigerten Bewegungsausmaß im Handgelenk und den Fingergelenken begleitet (Abb. 24). Ein Score von 1 für die Pronation des ausgestreckten supinierten Arms ist bei Kindern unter 5 Jahren normal, so daß für 3- bis 4jährige Kinder mit diesem Test keine zuverlässigen Angaben gemacht werden können. Eine Löffelhaltung des Handgelenks und der Hände muß mit Vorsicht interpretiert werden, da dies sowohl Symptom einer Hypotonie als auch einer individuell sehr unterschiedlichen Bänderschwäche des Handgelenks und der Fingergelenke sein kann. Man sollte außerdem bedenken, daß das Phänomen der Löffelhand auch lediglich als Gewöhnungseffekt auftreten kann.

Asymmetrien sind als Folge eines Hemisyndroms oder einiger anderer halbseitiger (funktioneller) Störungen denkbar, z.B. sensomo-

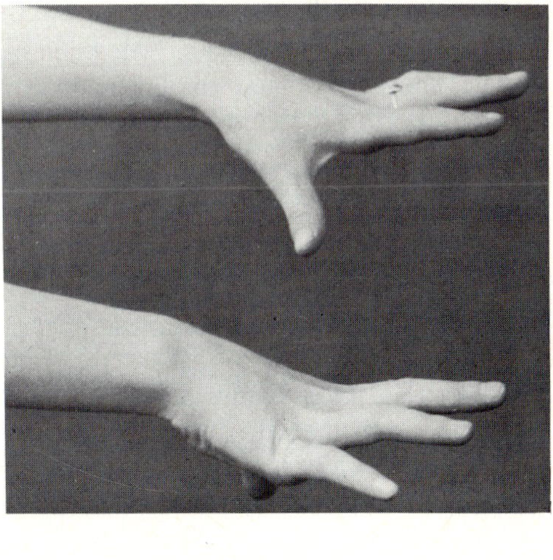

Abb. 24 Löffelhaltung der Handgelenke und der Hände bei einem 5jährigen Mädchen. Bei gestreckten Armen sind die Handgelenke leicht gebeugt und die Finger in den Metakarpophalangealgelenken überstreckt

torischer Innervationsstörungen, halbseitiger Koordinationsstörungen oder lokaler Erkrankungen (posttraumatischer Residualzustand, Muskel- oder Gelenkerkrankung etc.). Auch eine stark ausgeprägte Handdominanz kann als Ursache einer leichten Asymmetrie in Betracht kommen, gewöhnlich in der nichtdominanten Hand.

Untersuchung von unwillkürlichen Bewegungen

Verhaltenszustand und Kooperationsbereitschaft
Diese Tests können nur ausgeführt werden, wenn der Zustand des Kindes mit 0 bewertet werden kann.

Alter
Bei Kindern unter 4 Jahren bereitet die Durchführung dieses Tests Schwierigkeiten.

Durchführung
Das Kind wird aufgefordert, sich mit geschlossenen Füßen und zentriertem Kopf hinzustellen, dann seine Arme auszustrecken, die Finger so weit wie möglich zu spreizen und sie 20 Sekunden lang ruhig zu halten (Abb. 25). Sechsjährige oder ältere Kinder werden ferner aufgefordert, die Augen fest zu schließen und die Zunge herauszustrecken. Jüngere Kinder dürfen die Augen offenlassen, da sie sich bei geschlossenen Augen leicht erschrecken. Der Test muß für das Alter standardisiert sein, um Vergleiche zwischen Gruppen gleichen Alters ziehen zu können.
Es ist wichtig, daß das Kind sich deutlich bemüht, die Finger so weit wie möglich zu spreizen, da leichte unwillkürliche Bewegungen häufig nur in dieser Haltung beobachtet werden können.

Allgemeine Anmerkungen
Die Bezeichnungen athetoid und athetotisch sind in hohem Maße mißverständlich. Manchmal werden sie synonym verwendet und manchmal kommen ihnen unterschiedliche Bedeutungsinhalte zu. Wir haben hier versucht, eine genaue operationale Definition für die Anwendungen dieser Bezeichnungen in jedem Einzelfall zu finden. Wo in der Literatur mehr als ein Ausdruck synonym verwendet wird, haben wir uns um Alternativen bemüht. Wir glauben jedoch, daß viele Autoren in der Verwendung der Begriffe ungenau sind. Sie lassen die Tatsache unberücksichtigt, daß ein Bewegungstyp, der

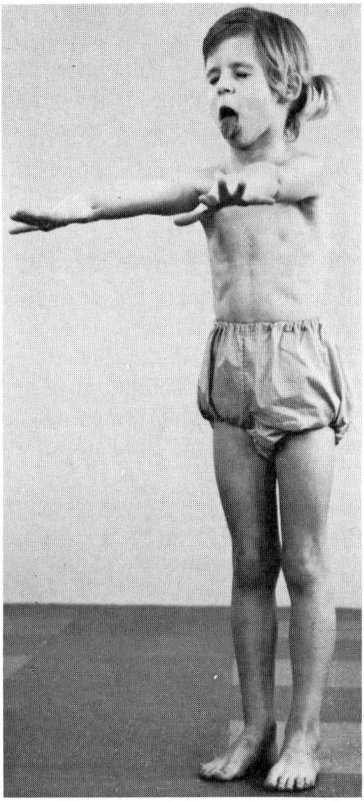

Abb. 25 Haltung für die Untersuchung unwillkürlicher Bewegungen bei älteren Kindern

eine gewisse Ähnlichkeit mit einem anderen Bewegungstyp aufweist, nicht auch die gleich Ätiologie oder Pathogenese haben muß. Als Beispiel seien choreatische und choreiforme Bewegungen genannt.

Choreiforme Bewegungen (choreatiforme Bewegungen)

Damit werden kleine, ruckartige Bewegungen beschrieben, die völlig unregelmäßig und arrhythmisch in verschiedenen Muskeln auftreten. Sie können in der gesamten Muskulatur vorkommen und werden elektromyographisch in den entspannten Muskeln nachgewiesen, wenn sie bei der Inspektion nicht sichtbar sind.
Der Untersucher muß nach choreiformen Bewegungen in den Fingern und Handgelenken (distale choreiforme Bewegungen) sowie in den Armen und Schultern (proximale choreiforme Bewegungen) suchen (*Prechtl* u. *Stemmer* 1962).

Protokollierung

0 = innerhalb von 20 Sekunden keine choreiformen Bewegungen.
1 = 2–5 einzelne Zuckungen.
2 = 6–10 Zuckungen, gewöhnlich in Bursts.
3 = kontinuierliches Zucken.

Distale und proximale choreiforme Bewegungen werden getrennt registriert.

Athetotiforme Bewegungen (athetoidähnliche Bewegungen)

Es handelt sich um kleine, langsame, sich eher windende Bewegungen, die völlig unregelmäßig und arrhythmisch in verschiedenen Muskeln auftreten. Vermutlich treten sie in der gesamten Muskulatur auf. Am besten sichtbar aber sind sie in der Finger- und Zungenmuskulatur. Im hier beschriebenen Test sollte der Untersucher nur auf athetotiforme Bewegungen der Finger achten.

Protokollierung

0 = innerhalb von 20 Sekunden keine athetotiformen Bewegungen.
1 = 2–5 langsame, drehende Bewegungen.
2 = 6–10 langsame, drehende Bewegungen.
3 = kontinuierliche drehende Bewegungen.

Choreoathetotische Bewegungen

Sie gehen gewöhnlich mit schweren neurologischen Erkrankungen einher, werden aber dennoch hier beschrieben, weil sie bei geringer Ausprägung sehr schwer von den weniger auffälligen Bewegungen, wie choreiformen und athetotiformen, zu unterscheiden sind.

Choreatische Bewegungen (Bewegungen der Chorea)

Sie bestehen aus relativ groben, ruckartigen Bewegungen, die unregelmäßig und arrhythmisch in verschiedenen Muskeln vorkommen. Der Patient hat manchmal Schwierigkeiten, wegen der Amplitude und der Intensität der Bewegungen das Gleichgewicht zu halten. Im Vergleich zu choreiformen Bewegungen dauern die Ausbrüche (bursts) länger und sind gröber. Elektromyographisch erscheinen choreiforme Bewegungen als kurze Zuckungen, wogegen choreatische Bewegungen als Aktivitätsausbrüche in Erscheinung treten.

Athetoide Bewegungen (athetotische Bewegungen)

Damit sind langsame, drehende, schraubende Bewegungen gemeint, die kontinuierlich, irregulär und arrhythmisch in verschiedenen Muskeln auftreten. Sie haben gewöhnlich eine größere Amplitude als athetotiforme Bewegungen und rufen häufig Gleichgewichtsstörungen hervor.
Athetose und Chorea sind häufig gleichzeitig nachweisbar. So tritt bei der athetotischen Zerebralparese als Folge eines Kernikterus die Athetose nur selten ohne Chorea auf.

Protokollierung

Choreatische Bewegungen:
- 0 = keine choreatischen Bewegungen.
- 1 = leichte choreatische Bewegungen, die die normale motorische Aktivität oder Haltung beeinträchtigen.
- 2 = ausgeprägte choreatische Bewegungen, die die normale motorische Aktivität schwer beeinträchtigen und gelegentlich zum Verlust des Gleichgewichts führen.
- 3 = schwere choreatische Bewegungen, die eine normale Aktivität und Haltung unmöglich machen.

Athetoide Bewegungen:
- 0 = keine athetoiden Bewegungen.
- 1 = leichte athetoide Bewegungen, die eine normale Aktivität beeinträchtigen können, aber nicht auffallend sind.
- 2 = ausgeprägte athetoide Bewegungen, oft in Bursts, die das normale motorische Verhalten ernsthaft beeinträchtigen.
- 3 = schwere athetoide Bewegungen, die eine normale Aktivität und Haltung unmöglich machen.

Ein Score von 3 für choreiforme Bewegungen kann mit einem Score von 1 für choreatische Bewegungen verglichen werden. Das bedeutet jedoch nicht, daß choreiforme Bewegungen einfach als geringerer Grad einer Choreoathetose angesehen werden können.

Tremor

Er besteht aus unwillkürlichen rhythmischen und alternierenden Bewegungen. Es besteht ein klarer Unterschied zwischen einem Ruhetremor und einem Tremor, der nur bei Bewegung auftritt. Der hier beschriebene Test gilt nur dem Ruhetremor im Bereich der Finger und der Unterarme.

Die Frequenz und Regelmäßigkeit des Tremors verdienen Beachtung. Schnelle und sehr regelmäßige Oszillationen von niedriger Amplitude sind gewöhnlich von minimaler klinischer Bedeutung und können durch eine nervöse Anspannung hervorgerufen werden. Selten beruht ein solcher Tremor auf einer familiären Besonderheit, bekannt als „benigner essentieller Tremor". Bei gleichzeitigem Auftreten von (oft leichten) myoklonischen Zuckungen muß die seltene Diagnose eines Paramyoklonus multiplex in Betracht gezogen werden. In diesem Fall ist der Tremor gewöhnlich etwas gröber. Dagegen weist ein nichtessentieller Tremor insbesondere bei Bewegung gewöhnlich eine geringere Regelmäßigkeit von Frequenz und Amplitude auf.

Protokollierung

0 = kein Tremor nachweisbar.
1 = kaum erkennbarer Tremor.
2 = ausgeprägter Tremor der Finger.
3 = ausgeprägter Tremor der Finger und Arme.

Beurteilung

Die Diskussion um die Bedeutung der choreiformen Bewegungen ist immer noch nicht abgeschlossen (*Rutter* u. Mitarb. 1966). Als Dyskinesieform (*Prechtl* u. *Stemmer* 1962) scheint sie jedoch zu bestimmten Gruppen von Kindern mit abweichendem Verhalten in Beziehung zu stehen (*Wolff* u. *Hurwitz* 1966) und ist als Hinweis für eine nichtoptimale neurologische Funktion anzusehen. Bei Kindern, die in jungem Alter keine choreiformen Bewegungen zeigen, können sie sich im Alter von 4–5 Jahren entwickeln. Daher sollte bei allen Kindern dieser Altersgruppe sehr genau auf solche Bewegungen geachtet werden. Treten sie auf, bleiben sie gewöhnlich bis nach der Pubertät nachweisbar, um dann an Intensität und Amplitude abzunehmen (*Stemmer* 1964). Choreiforme Bewegungen sind häufig mit geringen Störungen der Koordination und Feinmotorik verbunden. Selbstverständlich behindert eine schwere choreiforme Dyskinesie eine weiche und flüssige Koordination erheblich. Aber

auch bei geringer Ausprägung der choreiformen Bewegungen können Koordinierungsstörungen und Störungen der Feinmotorik auftreten. Sie sind dann nicht allein durch die choreiforme Dyskinesie erklärbar. Die Kombination wird häufig bei Kindern mit Verhaltens- und Lernstörungen gefunden, die auch andere Zeichen einer geringen neurologischen Funktionsstörung aufweisen.
Das Auftreten von choreiformen Bewegungen ist bei Jungen zwei- bis dreimal häufiger als bei Mädchen. Der Geschlechtsunterschied ist bei den athetotiformen Bewegungen nicht so stark ausgeprägt (wie auch ihre Bedeutung geringer ist). Athetotiforme Bewegungen sind bei Kindern unter 5 Jahren normal, mit zunehmendem Alter werden sie schwächer. Mit Koordinationsstörungen und/oder feinmotorischen Störungen sind sie kaum verbunden. Wenn sie noch nach dem 5. Lebensjahr bestehen, können sie auf eine Reifungsverzögerung des Nervensystems hinweisen.
Ein Tremor ist bei Kindern im Schulalter häufig in Beziehung mit bestimmten Situationen festzustellen. Einige Tremorarten sind jedoch primär neurologischen Ursprungs (Parese, hereditärer Tremor) oder sekundär neurologischen Ursprungs (Thyreotoxikose, Intoxikationen). Ein Parkinson-ähnlicher Tremor ist bei Kindern nur selten zu finden. Sein Auftreten überschreitet eindeutig die Grenzen einer geringen Funktionsstörung.

Untersuchung von Koordination und assoziierten Bewegungen

Mundöffnungs- Fingerspreizphänomen (Abb. 26 und 27)

Alter
Dieser Test eignet sich für alle Kinder zwischen 3 und 12 Jahren.

Durchführung
Der Untersucher ergreift das Handgelenk des Kindes mit Daumen und Zeigefinger. Er streckt passiv die Arme des Kindes und sorgt für eine Entspannung in Hand- und Fingergelenken, damit die Hände locker herunterhängen. Der Untersucher fordert dann das Kind auf, den Mund so weit wie möglich zu öffnen (Phase 1), dann die Augen fest zu schließen (Phase 2) und zuletzt die Zunge möglichst weit herauszustrecken (Phase 3). Mit den Phasen 2 und 3 wird die Phase 1 verstärkt.

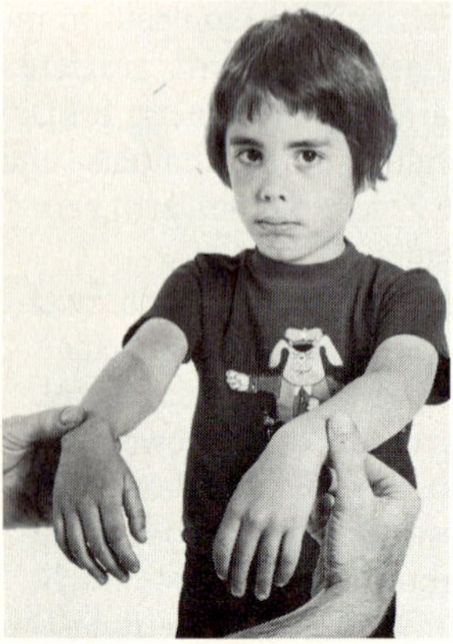

Abb. 26 Ausgangsposition für das Phänomen des Mundöffnens und Fingerspreizens

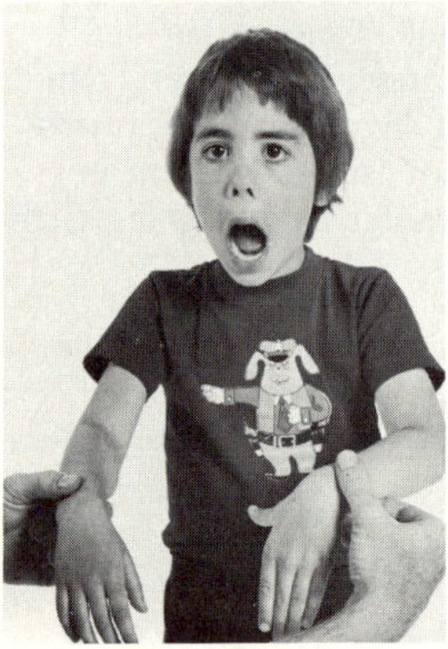

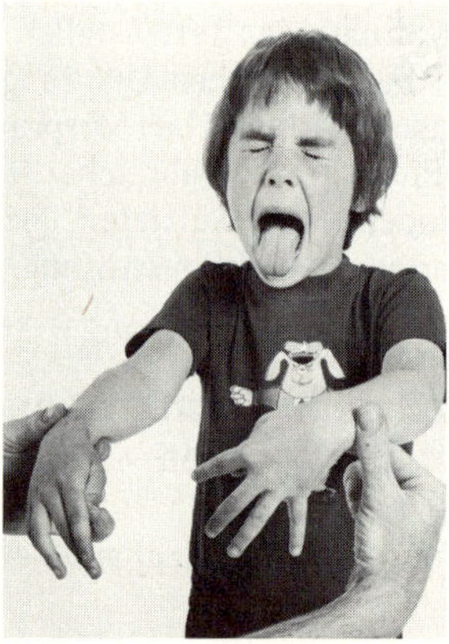

Abb. 27 a (links) Mund geöffnet, leichte Streckung der Finger sichtbar.
Abb. 27 b (rechts) Fester Augenschluß; vollständige Reaktion, besonders links

Reaktion

Zu beobachten ist ein Spreizen und eine Streckung der Finger und des Daumens, die manchmal mit einer Streckung in den Handgelenken einhergeht (besonders während der Phasen 2 und 3).

Protokollierung

0 = keine Bewegungen der entspannten Finger oder der Handgelenke.

1 = kaum erkennbares Spreizen der Finger.
2 = deutliches Spreizen der Finger mit geringer Streckung.
3 = maximales Spreizen und deutliche Streckung der Finger, oft begleitet von einer Streckung in den Handgelenken.

Für jede Phase des Tests wird ein Score ermittelt. Das Endergebnis besteht aus der Summe der einzelnen Scores (somit maximal 9 Punkte für jede Hand). Jede Hand wird gesondert bewertet.

Beurteilung

Das beschriebene Phänomen ist gewöhnlich bei 3- bis 4jährigen Kindern nachweisbar. Mit zunehmendem Alter verliert es an Intensität, bis im Alter von 7 oder 8 Jahren die meisten Kinder keine oder nur noch geringe Anzeichen des Phänomens aufweisen. Ein Fortbestand der Reaktion bei Kindern über 8 Jahren ist ein Hinweis auf eine Retardierung der Nervenfunktion. Die Entwicklung der Lateralität kann die Testergebnisse in der Weise beeinflussen, daß das Mundöffnen und Fingerspreizen in der nichtdominanten Hand länger nachweisbar bleibt.

Diadochokinese und assoziierte Bewegungen (Abb. 28 und 29)

Durchführung

Das Kind wird aufgefordert, im Stehen einen Arm entspannt an der Körperseite zu halten und den anderen im Ellbogen rechtwinklig zu beugen, wobei die Hand nach vorne zeigt. Der Kopf muß zentriert und Arme und Schulter müssen entspannt sein.
Die Diadochokinese besteht aus einer raschen Pronation und Supination der Hand und des Unterarms. Der Untersucher muß diese Bewegung mit einer Geschwindigkeit von vier vollständigen Pronationen und Supinationen pro Sekunde vormachen. Dann fordert er das Kind auf, diese Bewegung in derselben Geschwindigkeit nachzuahmen, wobei der Ellbogen ruhig und vom Körper entfernt gehalten werden soll. Kinder zeigen häufig eine Abduktion und Adduktion im Arm mit entsprechenden Bewegungen des Ellbogens. Der Grad der Bewegungen im Ellbogen kann als Maß für die Diadochokinese gelten. Die pronierenden und supinierenden Bewegungen sollten weich und kontinuierlich erfolgen und ohne deutliche Unterbrechungen während der extremen Pronations- und Supinationshaltung der Hand ausgeführt werden. Wenn Unterbrechungen auftreten, sollten sie notiert werden, da sie auf eine leichte Dysdiadochokinese hindeuten können. Am kontralateralen Arm muß auf assoziierte

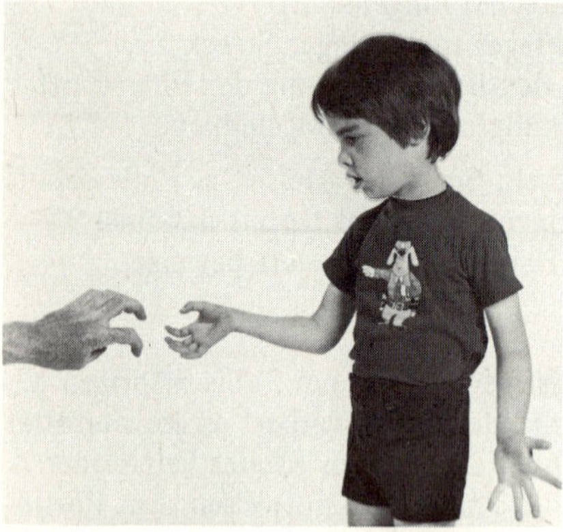

Abb. 28 Diadochokinese des rechten Unterarms. Bei Supination der rechten Hand kommt es zu einer assoziierten Supination der linken Hand

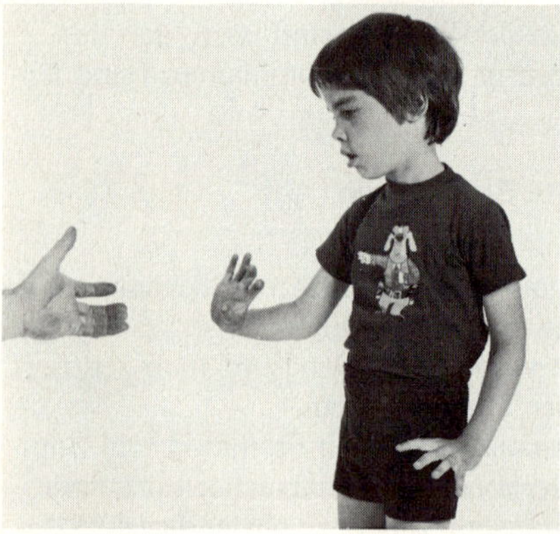

Abb. 29 Bei Pronation der rechten Hand kommt es zu einer assoziierten Pronation der linken Hand. Während der Diadochokinese ist die Bewegung des rechten Ellbogens deutlich sichtbar (vgl. Abb. 28)

Bewegungen geachtet werden. Sie bestehen hauptsächlich aus Spiegelbewegungen, die manchmal von einer Beugung im Ellbogen begleitet sind.
Die Untersuchung dauert ungefähr 15 Sekunden.

Protokollierung

Diadochokinese: 0 = keine Pronation oder Supination des Unterarms, aber andere Bewegungen vorhanden.
1 = ungeschickte Pronation und Supination, Bewegungsausmaß der Ellbogen mehr als 15 cm.
2 = ungeschickte Pronation und Supination, Bewegungsausmaß der Ellbogen 5–15 cm.

	3 =	weiche und korrekt durchgeführte Pronation und Supination, Bewegungsausmaß der Ellbogen weniger als 5 cm.
Assoziierte Bewegungen:	0 =	keine sichtbaren Spiegelbewegungen oder Beugung im Ellbogen.
	1 =	kaum erkennbare Spiegelbewegungen oder leichte Beugung des Ellbogens ohne Spiegelbewegungen.
	2 =	ausgeprägte Spiegelbewegungen ohne Beugung des Ellbogens.
	4 =	ausgeprägte Spiegelbewegungen mit Beugung des Ellbogens.

Der Score wird für jeden Arm gesondert festgelegt.

Beurteilung

Bei sehr jungen Kindern ist ein Score von 1 oder 2 für die Diadochokinese und 2 oder 3 für assoziierte Bewegungen durchaus üblich. Im Alter von 6 oder 7 Jahren liegt der übliche Score in beiden Fällen bei 2. Dagegen ist im Alter von 8 Jahren und darüber die Pronation und Supination des Unterarms im allgemeinen weich, und das Ausmaß von Spiegelbewegungen nimmt ab. Zuweilen tritt im gegenseitigen Arm noch eine Beugung des Ellbogens ohne irgendwelche Spiegelbewegungen der Hand auf. Zu achten ist auf eine eventuelle Neigung, den Ellbogen am Körper abzustützen, da sich dahinter die Unfähigkeit verbergen kann, den Ellbogen ruhig zu halten. Dreijährige können den Unterarm und die Hand nur drehen, indem sie die Schultern abduzieren und adduzieren. Eine eigentliche Pronation oder Supination des Handgelenks oder des Unterarms existiert im Grunde genommen nicht. Die oben erwähnte Neigung, den Ellbogen durch Anlegen an den Körper ruhig zu halten, wird in einem Alter beobachtet, in dem die differenzierte Unterarmdrehung noch unvollkommen ist (d.h. zwischen 7 und 9 Jahren). Die Entwicklung eines gut ausgebildeten Zusammenspiels zwischen Agonisten und Antagonisten zeigt sich bereits bei einem Dreijährigen in einer weichen, fortlaufenden Motorik der Schulterbewegungen. Dieses Zusammenspiel spiegelt einerseits zerebelläre Mechanismen wider, stellt aber andererseits natürlich auch eine sensomotorische Eigenschaft dar, die auf intakten afferenten propriozeptiven und efferenten motorischen Bahnen basiert. Bei einem intakten sensomotorischen System und einem weichen Bewegungsmuster während der Untersuchung (keine deutlichen Unterbrechungen am Ende einer einzelnen Bewegung) spiegeln die Bewegungen des Ellbogens den Reifungsgrad einer differenzierten Arm- und Handmotorik wider. Dagegen deuten Unterbrechungen (d.h. ein ungeschickter Bewegungsablauf, der in seine einzelnen Bestandteile zu zerfallen scheint) auf eine zerebelläre Funktionsstörung hin. Nicht vergessen werden darf, daß eine solche Funktionsstörung mit einer diffusen Hypotonie einhergehen kann, bei der das Zerebellum bis zu einem gewissen Grad den Gammatonus reguliert. Andererseits kann eine nichtzerebelläre Hypotonie auch mit einer etwas plumpen Diadochokinese einhergehen, bei der die Neigung besteht, den Ellbogen am Körper abzustützen.

Wenn die Untersuchung im Sitzen durchgeführt wird, können Spiegelbewegungen auch an Beinen und Füßen beobachtet werden. Da es jedoch für einen einzelnen Untersucher schwierig ist, alle Aspekte gleichzeitig zu bewerten, und die Hand- und Armbewegungen am besten im Stehen zu beobachten sind, wollen wir uns auf die assoziierten Bewegungen der oberen Extremitäten konzentrieren. Relativ häufig wird eine Asymmetrie zwischen Diadochokinese und assoziierten Bewegungen auf beiden Körperseiten beobachtet. Ein solcher Unterschied in der Funktion des rechten und linken Arms nimmt mit dem Alter häufig zu, wobei Pronation und Supination auf der dominanten Seite raschere Fortschritte machen. Das Ausmaß an assoziierten Bewegungen kann dagegen beim älteren Kind in unterschiedlichem Maße abnehmen. Ein Kind mit deutlich entwickelter Lateralität kann bei Bewegungen im nichtdominanten Arm assoziierte Bewegungen auf der bevorzugten Seite zeigen. Bei nicht eindeutiger Lateralität sind assoziierte Bewegungen manchmal im nichtbevorzugten Arm ausgeprägter zu sehen.

Das Auftreten von assoziierten Bewegungen wird außerdem von anderen Faktoren, wie z.B. Streß, beeinflußt. Auch die Reihenfolge, in der die Hände untersucht werden, hat Einfluß auf die Ergebnisse. Unklar ist auch die Bedeutung von Lernen und Übung für die Durchführung von geschickten und komplexen Bewegungen. Anzuraten ist zunächst ein vorläufiger Versuch von 15 Sekunden Dauer, um das Kind mit der Untersuchung vertraut zu machen. Die Bewertung ist dann in einem zweiten Versuch vorzunehmen.

Eine Asymmetrie in der Durchführung kann als Zeichen einer Lateralität gedeutet werden, aber auch auf ein Hemisyndrom hinweisen, wenn andere neurologische Items eine solche Interpretation unterstützen. Ein niedriger Score für Diadochokinese und ein hoher Score für assoziierte Bewegungen bedeuten bei Kindern über 10 Jahre eine Reifungsretardierung der entsprechenden Nervenfunktionen.

Finger-Nase-Versuch (Abb. 30 und 31)

Alter

Diese Untersuchung ist routinemäßig nur bei Kindern über 4 Jahren anwendbar, da die Ergebnisse wesentlich vom Grad der Kooperation des Kindes abhängen. Der Finger-Nase-Versuch kann nach Ansicht verschiedener Fachleute dadurch ersetzt werden, daß man das Kind mit dem Finger z.B. die Nase einer Puppe berühren läßt. Diese Alternative stellt jedoch z.T. eine andere Untersuchung dar. Sie unterscheidet sich deutlich in der visuellen Führung und anderen sensorischen Leistungen, wie der Fähigkeit, die Lage der eigenen Nase zu fühlen. Bei allen jetzt folgenden Tests muß der Untersucher sicher sein, daß das Kind die Anordnungen klar verstanden hat. Die Fähigkeiten, Anweisungen zu verstehen, hängt selbstverständlich von der Intelligenz des Kindes und auch von seinem Körperschema ab (Wissen und Wiedererkennen der Teile des eigenen Körpers).

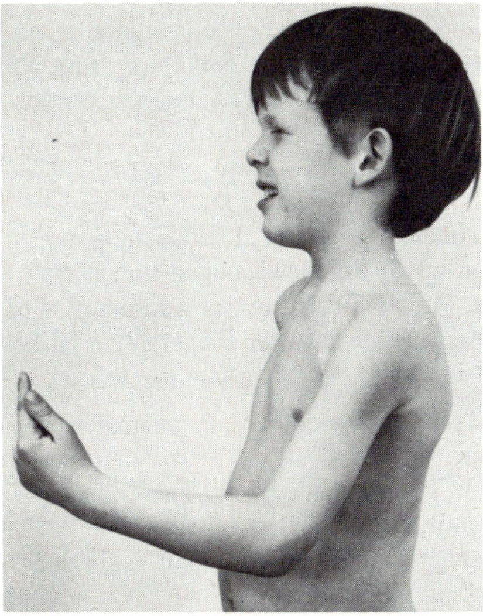

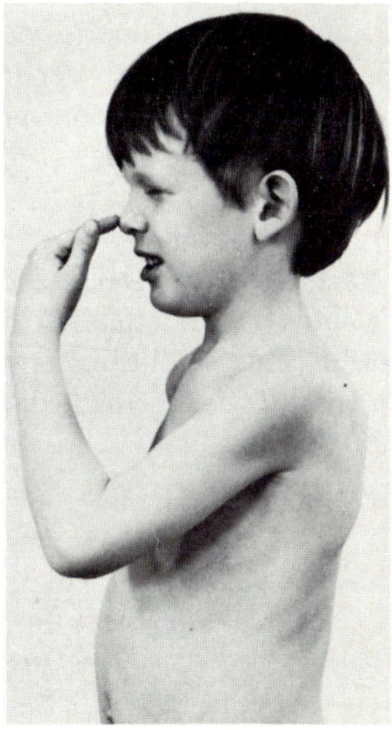

Abb. 30 (links) Das Kind bewegt bei geschlossenen Augen den Zeigefinger auf die Nase zu

Abb. 31 (rechts) Bevor es die Augen wieder öffnet, berührt es einige Augenblicke lang die Nasenspitze mit der Fingerspitze

Durchführung

Das Kind wird aufgefordert, mit der Spitze des Zeigefingers die Nasenspitze zu berühren. Die Bewegung muß langsam durchgeführt werden.

Der Test wird mit jeder Hand dreimal wiederholt. Fünfjährige werden aufgefordert, den Test mit geschlossenen Augen zu wiederholen; jüngere Kinder würden dadurch verwirrt werden. Die klinische Bedeutung und Interpretation der Ergebnisse hängen in erheblichem Maße vom Vorhandensein oder Fehlen der visuellen Führung ab. Daher ist entscheidend, ob der Versuch mit geöffneten oder geschlossenen Augen durchgeführt wurde. Ein ausreichend kooperatives Kind sollte immer aufgefordert werden, beim Test die Augen zu schließen.

Der Untersucher muß bei der Instruktion die Durchführung selbst demonstrieren. Wenn ein Kind mit dem Finger immer wieder die Nasenflügel oder die Nasenwurzel berührt, kann der Untersucher den Finger des Kindes nehmen und ihn korrekt auf die Nasenspitze setzen, um so noch einmal die richtige Durchführung zu zeigen. Nur in seltenen Fällen muß der Test spielerisch, z.B. mit einer Puppe, durchgeführt werden („berühre die Nase der Puppe, berühre deine eigene Nase"). Wenn der Untersucher eine gute Beziehung zum Kind herstellen konnte, kann meistens auf ein solches Vorgehen verzichtet werden.

Protokollierung

Der Test wird in zweifacher Hinsicht gewertet. Die Wertung der Qualität betrifft die Geschmeidigkeit der Bewegungen und Hinweise für einen Intentionstremor. Mit der Wertung der Adäquanz wird beurteilt, ob es gelingt, die Nasenspitze mit der Fingerspitze zu berühren.

Geschmeidigkeit:
- 0 = kein Tremor während der Bewegung nachweisbar.
- 1 = leichter Tremor, jedoch nur am Ende der Bewegung.
- 2 = ausgeprägter Tremor, der gegen Ende der Bewegung zunimmt.

Tremor wird definiert als eine oszillierende Bewegung der Finger, manchmal der ganzen Hand, die während der Armbewegung auftritt. Sie kann relativ unregelmäßig und arrhythmisch sein.

Adäquanz: 0 = das Kind berührt jedes Mal mit der Fingerspitze seine Nasenspitze.
1 = das Kind zeigt ein- oder zweimal daneben.
2 = das Kind zeigt jedesmal daneben.

Ein konstantes Abweichen oder Danebenzeigen nach einer Seite werden ebenfalls beschrieben.

Beurteilung

Für alle Kinder über 5 Jahre ist 0 der optimale Score. Vierjährige sollten für die Geschmeidigkeit einen Score von 0, für die Adäquanz einen Score von mindestens 1 erreichen. Bei noch jüngeren Kindern ist bei visueller Führung ein Score von 0 für Geschmeidigkeit und Adäquanz das beste Ergebnis. Ein Score von 1 ist noch normal, wenngleich nicht optimal.

Bei Durchführung des Tests mit geschlossenen Augen werden in erster Linie zerebelläre Funktionen geprüft, obwohl natürlich auch das sensorische System (d.h. die Propriozeptoren) involviert ist. Die Ergebnisse anderer Tests (z.B. die Untersuchung des sensomotorischen Systems) können im Falle eines nichtoptimalen Abschneidens zur Differenzierung zwischen zerebellärer oder sensomotorischer Verursachung beitragen. Bei geöffneten Augen ergibt die visuelle Führung der Bewegungen eine zusätzliche Information, die bei Kindern unter 5 Jahren häufig sehr wesentlich ist (Abb. 32 und 33). Wenn kooperative Kinder im Alter von 6 Jahren und darüber auf eine visuelle Führung nicht verzichten können, deutet das bei Fehlen anderer Zeichen einer sensomotorischen Funktionsstörung auf eine Entwicklungsverzögerung der zerebellären Funktionen hin. Dreijährige müssen normalerweise zusätzlich zur visuellen Führung den Ellbogen am Körper abstützen (Abb. 32 und 33). Erst Fünfjährige können beide Hilfen entbehren (Abb. 30 und 31). Müssen sie doch den Ellbogen abstützen, ist entweder eine Reifungsverzögerung, ein Rückstand der differenzierten Arm-Motilität, oder eine leichte Hypotonie in Betracht zu ziehen.

Nur leichte Schwierigkeiten bei der Durchführung des Tests (angezeigt durch den Score von 1) spiegeln vermutlich eher propriozeptive Funktionen als zerebelläre Funktionen wider. Es besteht jedoch auch die Möglichkeit, daß sie die ersten Anzeichen einer progressiven zerebellären Erkrankung sind.

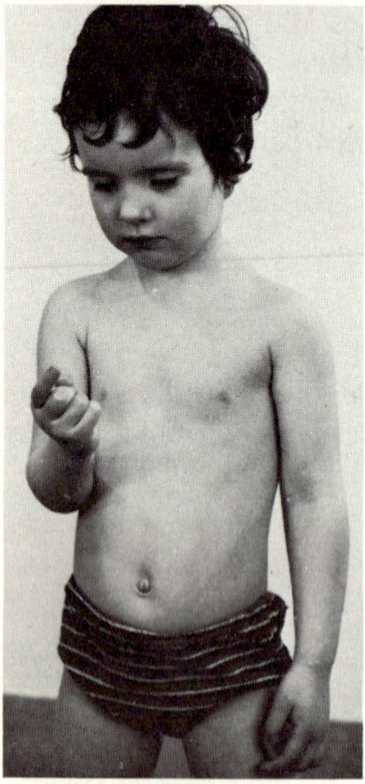

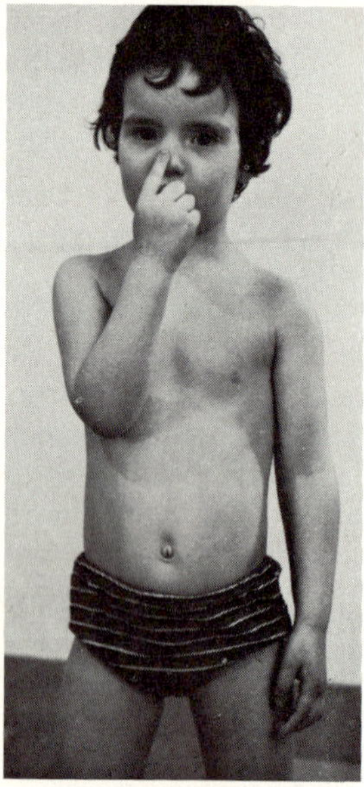

Abb. 32 (links) Der Finger-Nase-Versuch bei einem kooperativen 3jährigen Mädchen. Eine visuelle Führung ist notwendig

Abb. 33 (rechts) Eine visuelle Führung ist nicht mehr nötig, wenn das Ziel erreicht ist. Beachte die Differenz in der Armhaltung im Vergleich zu Abb. 31; das jüngere Kind muß seinen Arm zur Stabilisierung an den Körper drücken

Finger-Finger-Versuch (Abb. 34 und 35)

Alter

Dieser Test eignet sich für alle Kinder zwischen 3 und 12 Jahren, mit geschlossenen Augen kann er jedoch nur von Kindern über 5 Jahre durchgeführt werden.

Durchführung

Der Untersucher steht frontal vor dem Kind und deutet mit dem Zeigefinger auf das Kind, wobei der Ellbogen gebeugt ist. Das Kind wird aufgefordert, mit der Spitze seines Zeigefingers die Fingerspitze des Untersuchers zu berühren. Hierbei soll der Abstand zwischen beiden so bemessen sein, daß das Kind den Ellbogen beugen muß. Der Test wird mit jeder Hand dreimal durchgeführt, zuerst mit geöffneten, dann mit geschlossenen Augen. Der Untersucher muß darauf achten, daß er die Position seines Fingers nicht verändert.

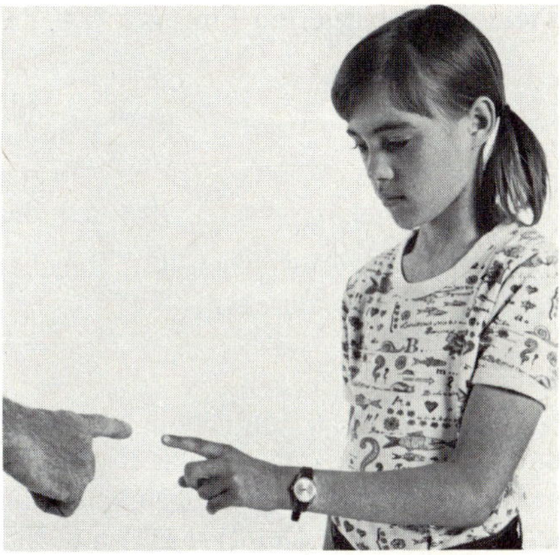

Abb. 34 Übungen für den Finger-Finger-Versuch bei einem 7jährigen Mädchen; die Augen sind geöffnet

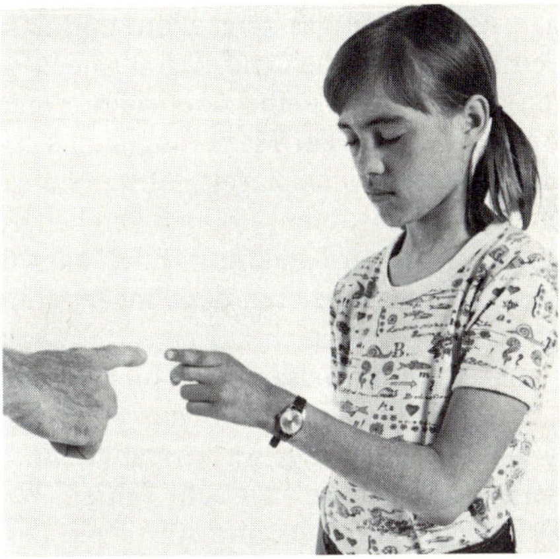

Abb. 35 Reaktion mit geschlossenen Augen bei dem selben Mädchen

Protokollierung

Der Test wird bezüglich der Qualität, d.h. Intentionstremor während der Bewegung und Plazierung des Fingers, und bezüglich der Adäquanz, d.h. Erfolg beim Berühren der Fingerspitzen, bewertet. Bei geöffneten Augen und bei geschlossenen Augen werden separate Bewertungen vorgenommen.

Tremor während der Bewegung: 0 = kein Tremor nachweisbar.
1 = leichter Tremor.
2 = ausgeprägter Tremor.

Tremor des plazierten Fingers:	0 =	das Kind plaziert seinen Finger jedesmal genau auf die Fingerspitze des Untersuchers.
	1 =	das Kind zeigt ein- oder zweimal daneben.
	2 =	das Kind zeigt jedesmal daneben.

Ein konstantes Abweichen und Danebenzeigen nach einer Seite werden ebenfalls beschrieben.

Beurteilung

Die optimale Reaktion (Score 0) zeigt sich in der Geschicklichkeit und Genauigkeit, mit der das Kind die Fingerspitze des Untersuchers berührt. Bei geöffneten Augen spielt die visuelle Führung eine entscheidende Rolle. Der Test gibt auf diese Weise einige allgemeine Informationen über die Hand-Augen-Koordination. Bei geschlossenen Augen sind das zerebelläre und das propriozeptive System für den Erfolg entscheidend. Im allgemeinen kennzeichnet das Auftreten eines Tremors eine zerebelläre Funktionsstörung, während ein Abweichen von der Plazierung eine sensorisch-propriozeptive Funktionsstörung widerspiegelt. Abweichungen, die konstant nur nach einer Seite auftreten, können zerebellärer oder vestibulärer Genese sein. Bei jungen Kindern (z.B. 5- oder 6jährigen) kann ein Score von 2 für das Plazieren des Fingers ohne konstantes Abweichen nach einer Seite auch auf eine Reifungsverzögerung der zerebellären Funktionen hinweisen. Eine nichtzerebelläre Hypotonie ist natürlich auszuschließen. Ein Score von 1 für das Plazieren des Fingers bei geschlossenen Augen ist normal (wenn auch nicht optimal) bei Kindern bis zu sieben oder acht Jahren. Was im Abschnitt über den Finger-Nase-Versuch zum Abstützen des Ellbogens am Körper gesagt wurde, gilt in gleicher Weise auch für diesen Test.
Ein regelmäßiger, relativ feinschlägiger Tremor – gewöhnlich als „essentieller" oder „psychogener" Tremor bezeichnet – ist häufiger insbesondere dann zu beobachten, wenn der Finger des Kindes den Finger des Untersuchers berührt. Er ist gewöhnlich nicht von klinischer Bedeutung. Die Bezeichnung „psychogen" betont die Notwendigkeit, daß sich das Kind in einem angemessenen Verhaltenszustand befindet, da jede Anspannung oder Nervosität diese Art von Tremor provozieren kann. Konstante unilaterale Abweichungen zu einer Seite können eine unilaterale zerebelläre Funktionsstörung widerspiegeln. Wenn in jeder Hand eine konstante Abweichung nach einer Seite nachweisbar ist, kann eine vestibuläre Funktionsstörung involviert sein.

Finger-Daumen-Test

Alter

Dieser Test kann bei den meisten Kindern über 5 Jahren durchgeführt werden. Für aufgeweckte Fünfjährige ist er ebenfalls geeignet.

Durchführung

Der Untersucher demonstriert dem Kind, wie man mit den Fingern einer Hand (beginnend mit dem Zeigefinger) nacheinander den Daumen derselben Hand berührt, und zwar in der folgenden Sequenz: 2, 3, 4, 5, 4, 3, 2, 3, 4, 5, etc. Das Kind wird aufgefordert, diese Bewegungen nachzumachen, indem fünf Sequenzen hin und zurück gezählt werden. Jede Hand wird im Wechsel untersucht. Der Test sollte mit einer Geschwindigkeit von etwa 3 bis 4 Sekunden pro vollständiger Sequenz durchgeführt werden.

Protokollierung

Dieser Test wird nach drei Gesichtspunkten bewertet: die Geschmeidigkeit der Bewegung wird durch Verzögerungen beim Verbessern von Fehlern und durch assoziierte Bewegungen der anderen Finger derselben Hand bestimmt. Die Gewandtheit des Wechsel von einem Finger auf den nächsten zeigt sich insbesondere an den Umkehrpunkten von Zeigefinger und kleinem Finger. Spiegelbewegungen, d.h. assoziierte Bewegungen in der anderen Hand, sind ebenfalls bedeutsam.

Zu unterscheiden ist zwischen einer schlechten Leistung bei der allgemeinen „Geschmeidigkeit der Bewegung“ (die Verzögerungen bei der Fehlerkorrektur einschließen kann) und einer schlechten Leistung in der Gewandtheit beim Fingerwechsel (was abgehackte Bewegungen von ruckartigem und plumpem Charakter impliziert). Letzteres kann auf einen Mangel an zerebellärer Koordination von Agonisten und Antagonisten während der Bewegung des einzelnen Fingers hindeuten.

Geschmeidigkeit der Bewegung:

0 = geschicktes Berühren des Daumens mit den Fingern.

1 = das Kind zögert, setzt manchmal einen Finger an die falsche Stelle, bringt die Sequenz durcheinander oder wackelt mit einem Finger vor der Berührung.

2 = viele Verzögerungen und falsche Berührungen mit assoziierten Bewegungen der ande-

		ren Finger, die die Berührungen der anderen behindern.
Fingerwechsel:	0 =	leichter und sofortiger Wechsel.
	1 =	das Kind berührt den Daumen während eines Durchgangs mehrfach nacheinander mit demselben Finger.
	2 =	das Kind berührt wiederholt den Daumen mit einem Finger, bevor es zum nächsten Finger übergeht.
	3 =	das Kind berührt den Daumen wiederholt mit einem Finger und kann trotz Anstrengung nicht zum nächsten Finger übergehen.
Spiegelbewegungen:	0 =	keine assoziierten Bewegungen in der anderen Hand.
	1 =	kaum erkennbare assoziierte Bewegungen.
	2 =	ausgeprägte assoziierte Bewegungen.

Beurteilung

Die meisten Kinder über 5 Jahre können diesen Test durchführen. Bei normalen Achtjährigen ist ein Score von 0 oder 1 für den Wechsel und für die Geschmeidigkeit der Bewegung akzeptabel. Ein Score von 1 für Spiegelbewegungen kann bis zum Alter von 10 Jahren vorhanden sein. Mädchen erreichen bei diesem Test gewöhnlich bessere Ergebnisse als Jungen.

Dieser Test und insbesondere die Einschätzung der „Geschmeidigkeit der Bewegung" gibt Auskunft über eine komplexe motorische Leistung. Dabei muß der Gebrauch der kurzen Hand- und Fingermuskeln sauber voneinander getrennt werden. Der zerebrale Kortex ist bei diesem Test vermutlich in größerem Maße mit einbezogen als bei weniger komplexen Tests. Das läßt sich aufgrund der Tatsache vermuten, daß der Finger-Daumen-Versuch manchmal auch dann fehlerhaft ausfällt, wenn der Finger-Nase-Versuch und der Finger-Finger-Versuch korrekt durchgeführt werden. Vermutlich gibt der Finger-Daumen-Test bei einem bereits entwickelten zerebellären und propriozeptiven System einen Einblick in die Reifung des zerebralen Kortex. Natürlich ist die Händigkeit ein wichtiger Faktor für die Durchführung. Ein möglicher Lernprozeß ist ebenfalls wichtig. Es ist daher angeraten, das Kind fünf Sequenzen üben zu lassen, bevor seine Leistung bewertet wird. Da junge Kinder mit der Durchführung des Tests häufig Schwierigkeiten haben, muß sich der Untersucher vergewissern, daß das Kind vor Testbeginn weiß, was es zu tun hat.

Was bereits früher über das Abstützen des Ellbogens am Körper gesagt wurde (S. 85), gilt hier in gleicher Weise, insbesondere im Hinblick auf eine Hypotonie.
Bei einigen Kindern treten Spiegelbewegungen in der ruhenden Hand auf. Sie können eine Reifungsverzögerung des Nervensystems anzeigen. Die meisten Kinder über 9 Jahre weisen keine Spiegelbewegungen mehr auf. Mädchen haben gewöhnlich weniger assoziierte Bewegungen als Jungen.

Finger-Folge-Versuch

Alter
Dieser Test eignet sich für die meisten Kinder über 5 Jahre. Einige aufgeweckte Fünfjährige können ihn ebenfalls durchführen.

Durchführung
Das Kind wird aufgefordert, die Spitze des Zeigefingers 1 cm vom Zeigefinger des Untersuchers entfernt zu halten und die Bewegungen des Untersuchers mit dem Finger nachzuvollziehen. Der Untersucher beschreibt verschiedene Muster in vertikaler und horizontaler Richtung mit 90-Grad-Winkeln. Beide Hände werden nacheinander getestet.

Protokollierung
Es kommt auf die Geschmeidigkeit der Bewegung und auf jede überschießende Bewegung beim Richtungswechsel an.

0 = Geschmeidige Bewegung, keine oder eine überschießende Bewegung von weniger als 3 cm.
1 = Gering zögernde Bewegung; ein Über-das-Ziel-Hinausschießen zwischen 3 und 6 cm.
2 = Plumpe Bewegung; Über-das-Ziel-Hinausschießen von mehr als 6 cm.

Beurteilung
Mit dem Finger ein vorgeschriebenes Muster in der Luft zu verfolgen, stellt eine komplexe motorische Leistung dar, die Koordinationsmechanismen spinaler und zerebellärer Genese ebenso einbezieht wie kortikale Mechanismen. Die Interpretation der Ergebnisse dieses Tests wird wesentlich von den Ergebnissen anderer Tests abhängen, die zerebelläre und Hinterstrangfunktionen überprüfen (dies gilt auch für den Finger-Daumen-Versuch S. 89).

Sechsjährige Kinder erreichen gewöhnlich einen Score von 0 oder 1. Ab dem Alter von 7 Jahren kann ein Score von 0 erwartet werden. Die Händigkeit wurde in den Test mit einbezogen. Jeder Tremor, der während der Durchführung auftritt, sollte notiert werden. Dabei muß zwischen einer feinschlägigen, regelmäßigen Oszillation und einem Intentionstremor, der im allgemeinen grober ist und eine wechselnde Frequenz und Amplitude hat, unterschieden werden. Schwierigkeiten bereitet häufig die Unterscheidung zwischen einem Tremor und einem Über-das-Ziel-Hinausschießen, insbesondere wenn letzteres weniger als 3 cm beträgt (Score 0). Hier muß man daran denken, daß ein Über-das-Ziel-Hinausschießen am Ende einer Bewegung auftritt, ein Tremor aber während eines größeren Anteils der Bewegung oder während der gesamten Bewegung nachweisbar ist. Was über das Abstützen des Ellbogens am Körper zur Stabilisierung gesagt wurde, muß bei diesem Test ebenfalls beachtet werden.

Finger-Folge-Versuch

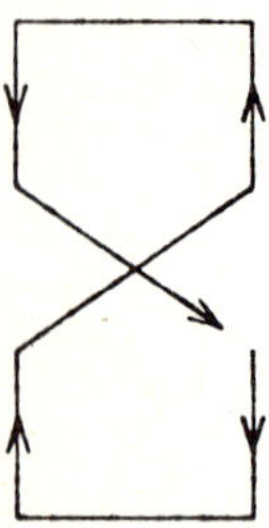

Kreis-Versuch

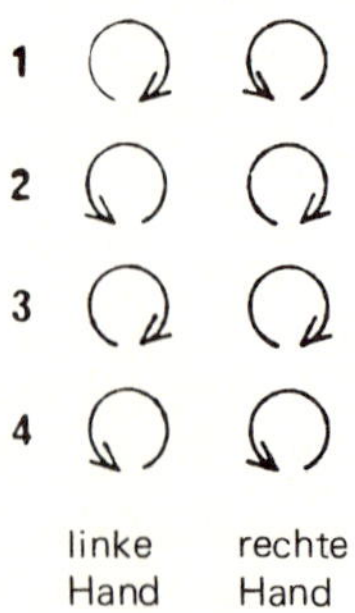

Kreis-Versuch

Alter
Dieser Test eignet sich für die meisten Kinder über 5 Jahren. Einige aufgeweckte Fünfjährige kommen für die Durchführung ebenfalls in Betracht.

Durchführung
Der Untersucher beschreibt mit seinem ausgestreckten Zeigefinger in der Luft einen Kreis, wobei der Zeigefinger, das Handgelenk und der Unterarm gestreckt sind (Ellbogen halb gebeugt). Er führt die Bewegungen mit beiden Armen gleichzeitig, jedoch in entgegengesetzter Richtung durch. Das Kind wird aufgefordert, diese Bewegun-

gen nachzumachen. Nach 4 oder 5 Kreisen wird die Bewegung in umgekehrter Richtung wiederholt. Ohne weitere Unterbrechung werden dann die Kreisbewegungen mit beiden Armen in derselben Richtung beschrieben. Nach 5 solchen Kreisen wird die Richtung geändert.

Protokollierung

Aufmerksamkeit verdient zunächst die Fähigkeit, spiegelbildliche Kreise in beiden Richtungen (nach links und nach rechts) und gleichgerichtete Kreise in beiden Richtungen nachzumachen. Ferner muß der Wechsel zwischen den Bewegungsmustern des spiegelbildlichen und des gleichgerichteten Kreisens von Händen und Unterarmen beachtet werden.

Spiegelbildliche Kreise:	0 =	fehlerlose Kreise mit beiden Händen und Armen.
	1 =	unterschiedliche Qualität der Kreise zwischen beiden Händen und Armen.
	2 =	schlecht geformte Kreise oder sogar nicht wiederzuerkennende Muster auf beiden Seiten (z.B. horizontale oder vertikale Schläge oder schwankende Bewegungen).
Gleichgerichtete Kreise:	0 =	fehlerlose Kreise mit beiden Händen und Armen.
	1 =	unterschiedliche Qualität zwischen beiden Seiten.
	2 =	schlecht geformte Kreise oder sogar nicht wiederzuerkennende Muster auf beiden Seiten.
Wechsel zwischen spiegelbildlichen und gleichgerichteten Kreisen:	0 =	reibungsloser und geschickter Wechsel.
	1 =	Verzögerung und/oder 2 oder 3 schlecht geformte gleichgerichtete Kreise während des Wechsels.
	2 =	verformte gleichgerichtete Muster.

Beurteilung

Unter der Annahme, daß die Koordination gut entwickelt und nicht gestört ist, untersucht dieser Test die Kooperation und das Zusammenspiel der rechten und linken Gehirnhälften. Der erste Teil des Tests kann mit 6jährigen und vielen 5jährigen Kindern leicht durchgeführt werden, da spiegelbildliche Bewegungen für das Gehirn ein einfaches Problem darstellen. Im zweiten Teil (bei dem beide Seiten in Bezug auf Zeit und Rhythmus in enger Interaktion arbeiten müs-

sen, bezüglich der Bewegungsrichtung jedoch in entgegengesetzter Aktion) ergeben sich viele Schwierigkeiten. Siebenjährige können beide Teile durchführen, haben aber oft Schwierigkeiten mit dem Wechsel, so daß sie zur korrekten Durchführung eine Unterbrechung zwischen beiden Teilen benötigen. Ab dem Alter von 8 Jahren kann man für beide Testanteile und für den Wechsel einen Score von 0 erwarten. Eine schlechte Leistung in diesem Test geht gewöhnlich mit schlechten Leistungen in den beiden vorherigen Tests einher. Sie kann als Entwicklungsretardierung kortikaler Funktionen interpretiert werden, sofern nicht andere Abweichungen für das Vorliegen einer sensomotorischen Funktionsstörung sprechen.
Lateralität kann die Leistung beeinflussen. So machen Sechs- und Siebenjährige mit der bevorzugten Hand eventuell bessere Kreise. Das Zuhilfenehmen des Ellbogens als Stütze am Körper kann besonders bei jungen und/oder hypotonen Kindern auftreten.
Bei Kindern über 10 Jahren kann der Test in der Weise durchgeführt werden, daß die Kreise nur mit den Fingern und Handgelenken nachgezeichnet und die Ellbogen ruhig gehalten werden. Zehnjährige bewegen den Ellbogen im allgemeinen noch mit. Ab dem Alter von 12 Jahren kann jedoch eine angemessene Leistung auch ohne Mitbewegung erwartet werden.

Stehversuch mit geschlossenen Augen (Romberg-Versuch)

Durchführung

Das Kind wird aufgefordert, die Augen 10 bis 15 Sekunden lang geschlossen zu halten. Mit sehr jungen Kindern muß man eventuell ein Spiel spielen, z.B. „Wir wollen mal sehen, wie lange Du mit geschlossenen Augen stehen kannst. Mach Deine Augen zu und ich zähle, wie lange Du es schaffst.“

Protokollierung

Da dieser Balancetest die Fähigkeit prüft, das Gleichgewicht ohne visuelle Kontrolle zu halten, muß das Bewegungsausmaß von Körper, Armen, Beinen und Füßen notiert werden.

0 = Keine Balance bei geschlossenen Augen. Das Kind muß seinen Fuß zur Seite setzen, um ein Umfallen zu verhindern.
1 = Balance ist nur möglich unter Zuhilfenahme von Bewegungen des ganzen Körpers, was häufig eine geringe Verlagerung des Fußes zur Folge hat.
2 = Balance ist nur mit Hilfe von wenigen Bewegungen der Zehen und in den Sprunggelenken möglich.

3 = Vollständige Balance ohne Bewegungen.

Eine konstante Neigung, nach einer Seite zu fallen, wird notiert.

Beurteilung

Häufig auftretende, leichte, schwankende Bewegungen des Rumpfes, die auch am Ende der geforderten Zeit nicht von isolierten Arm- oder Beinbewegungen begleitet werden, haben anscheinend keine klinische Bedeutung.

Kinder unter 6 Jahren benötigen einige Bewegungen in den Sprunggelenken und Zehen, um das Gleichgewicht zu halten. Wenn sie hierbei die Stellung der Füße nicht verändern, hat dies offenbar ebenfalls keine klinische Bedeutung. Vom 7. Lebensjahr an kann man eine optimale Leistung erwarten.

Die häufig auftretende Beeinträchtigung der optimalen Leistung durch unwillkürliche Bewegungen muß bei der abschließenden Interpretation der Befunde berücksichtigt werden.

Die Neigung, nach einer Seite zu fallen, kann als Hinweis auf eine einseitige vestibuläre oder zerebelläre Funktionsstörung gelten. Eine mangelhafte Balance ohne konstante Seitenbetonung ist häufig Ausdruck einer Retardierung der Balancereifung, einer Muskelschwäche oder einer ausgeprägten Dyskinesie.

Reaktion auf einen leichten Schlag gegen die Schulter im Stehen

Alter

Dieser Test eignet sich für alle Altersgruppen, insbesondere wenn er in einer spielerischen Weise durchgeführt wird.

Durchführung

Das Kind wird aufgefordert, mit zentriertem Kopf aufrecht zu stehen. Die Arme sollen frei herabhängen und der Abstand zwischen den Knöcheln soll 5 cm betragen. Der Untersucher gibt dem Kind einen leichten seitlichen Schlag gegen die Schulter, wobei die Intensität des Schlages je nach Alter des Kindes variiert wird (Abb. 36). Es ist die Fähigkeit des Kindes zu registrieren, ohne seitliches Ausweichen des kontralateralen Beines stehen zu bleiben.

Reaktion

Das Kind wird versuchen, durch Körperverlagerung zur gleichen Seite das Gleichgewicht zu halten. Wenn das nicht gelingt, neigt es sich vielleicht mit einer Abduktion der Arme zur kontralateralen Seite

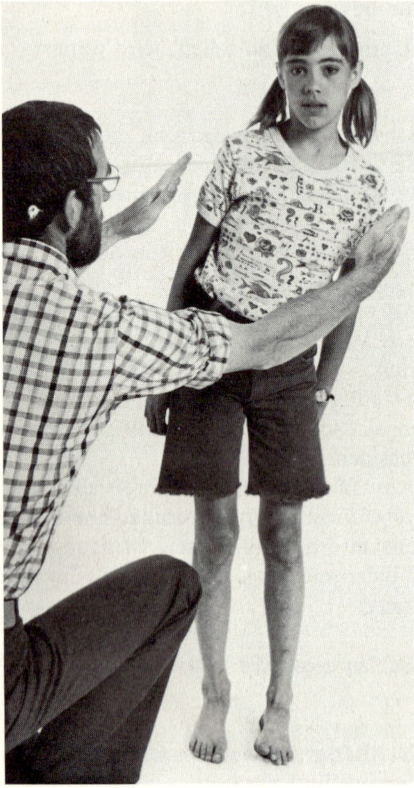

Abb. 36 Reaktion auf einen leichten Schlag gegen die Schulter im Stehen; beachte die sofortige ausgleichende Reaktion des Kopfes

und macht in diese Richtung auch Ausgleichsschritte. Der Untersucher kann das Umfallen von Kindern mit mangelhafter Balance dadurch verhindern, daß er seine freie Hand auf der kontralateralen Seite des Kindes in einiger Entfernung als Hilfestellung anbietet. Diese Geste wirkt beruhigend und ist daher bei sehr jungen Kindern wichtig.

Protokollierung

0 = das Kind fällt zur Seite und muß aufgefangen werden.
1 = das Kind macht Ausgleichsschritte zur Seite.
3 = das Kind bewegt sich nicht, abgesehen von einigen rasch kontrollierten schwankenden Bewegungen.

Überschießende Bewegungen zur gleichen Seite können manchmal vorkommen. In einem solchen Fall werden die Ausgleichsschritte zu dieser Seite gemacht.

Beurteilung

Bei Kindern ab 6 Jahren sind Scores von 2 und 3 optimal. Bei älteren Kindern ist 3 der optimale Score. Die Unfähigkeit, diesen Test korrekt durchzuführen, kann durch mangelhafte Haltungskontrolle infolge von Muskelschwäche (Hypo- oder Hypertonie), Haltungsabnormitäten oder leichten Störungen der Rumpfkoordination sowohl zerebellärer als auch propriozeptiver Genese hervorgerufen werden. Insbesondere im letzteren Fall können unregelmäßige, grobe Oszillationen auftreten, wogegen eine Verbreiterung der Standbasis eher bei leichten zerebellären Funktionsstörungen auffällt.

Dieser Test stellt eine Verfeinerung der „Reaktion auf einen leichten Schlag gegen die Schulter im Sitzen" dar, wie sie auf S. 31 beschrieben ist.

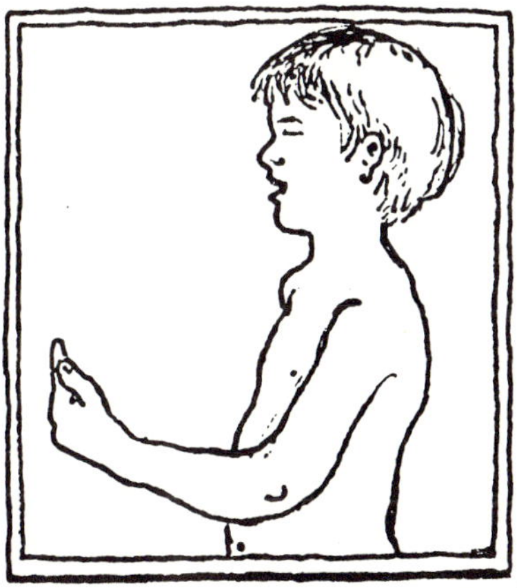

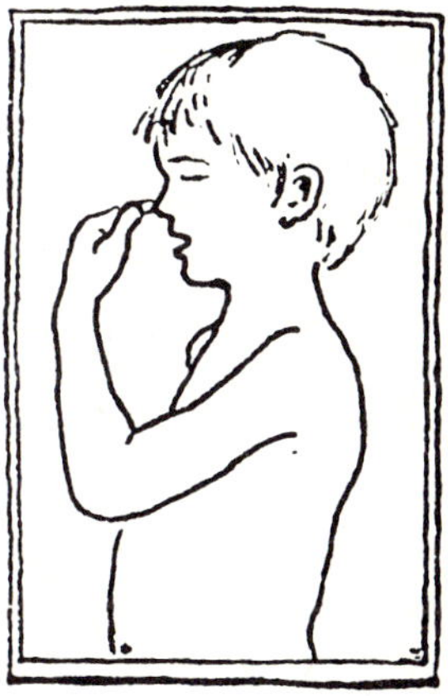

Kapitel 7
Untersuchung des gehenden Kindes

Verhaltenszustand und Kooperationsbereitschaft
Der optimale Zustand für die folgende Testserie ist mit 0 zu bewerten, wobei der optimale Score für Kooperationsbereitschaft auch 1 oder 2 betragen kann.

Haltung
Das Kind wird aufgefordert, mit geradegehaltenem Kopf und seitlich herabhängenden Händen zu stehen.

Alter
Diese Tests eignen sich für alle Kinder zwischen 3 und 12 Jahren; Ausnahmen hiervon werden gesondert aufgeführt.

Gangbild

Durchführung
Das Kind wird aufgefordert, ungefähr 20 zusammenhängende Schritte hin und zurück zu gehen. Es soll entspannt sein und in einem normalen Tempo ruhig gehen. Der Untersucher muß auf die Ausführung achten (Abb. 37).

Protokollierung
Registriert werden die Haltung des Kopfes, des Rumpfes und der Arme beim Gehen (Bewertungskriterien s. S. 30). Besondere Aufmerksamkeit sollte den Armbewegungen und den Bewegungen in Hüften und Knien geschenkt werden. Ferner ist darauf zu achten, wie breitbasig der Gang ist. Wenn die Beugung in Hüfte, Knie und/oder Sprunggelenk einseitig beeinträchtigt ist, kompensiert das Kind es dadurch, daß es das Bein in einem Bogen von der Hüfte weg zirkumduziert. (In extremen Fällen, z.B. bei einer spastischen Hemiplegie mit Pes-equinovarus-Stellung des Fußes, wird das Becken auf der betroffenen Seite angehoben und die Zehen schleifen auf dem Boden entlang). Der Untersucher sollte auch darauf achten, wie die Füße aufgesetzt werden: Beim normalen Gangbild berühren zuerst die Hacken den Boden und das Gewicht wird dann über eine Wöl-

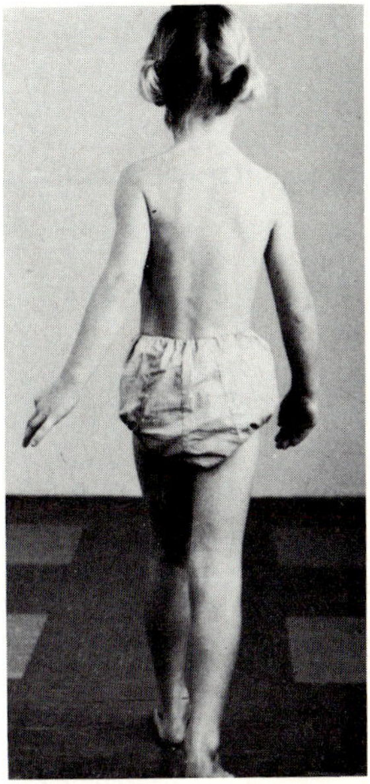

Abb. 37 Gehen

bung des Fußes auf die Zehen verlagert. Dies wird als „Hacken-Zehen-Gang" bezeichnet. Die Haltung der Füße wird in Relation zu den Unterschenkeln beschrieben, wobei mögliche Pes-valgus-Haltungen besondere Beachtung verdienen, so die Innen- oder Außenrotation in Kombination mit einer passiv pronierten Fußhaltung (Gehen auf dem Spann).

Asymmetrien oder andere Haltungsabweichungen, die beim stehenden Kind nachweisbar sind und die als Folge einer leichten Skoliose, einer leichten diffusen Hypotonie oder einer asymmetrischen, überwiegend statischen Fußhaltung auftreten, verschwinden beim Gehen. Umgekehrt kann beim Gehen sichtbar werden, was im Stehen zunächst nicht aufgefallen war. Beide Phänomene müssen beschrieben werden.

Weite der Gangbasis: 0 = konstant.
1 = wechselnd.
0 = <10 cm.
1 = 11–20 cm.
2 = 21–30 cm.
3 = >30 cm.

Zirkumduktion:	0 = keine Zirkumduktion.
	1 = kaum erkennbar (links und/oder rechts).
	2 = ausgeprägt (links und/oder rechts).
Bewegungen des Beckens:	0 = kurze, abrupte Bewegungen.
	1 = schwingende Bewegungen.
	2 = kurze Auf- und Abwärtsbewegungen.
Bewegungen der Knie:	0 = alternierende Beugung/Streckung
	1 = konstant gebeugt.
	2 = konstant gestreckt.
Hacken-Zehen-Gang:	0 = kein Hacken-Zehen-Gang, keine Fußwölbung.
	1 = Hacken-Zehen-Gang, aber keine eindeutige Fußwölbung.
	2 = Hacken-Zehen-Gang, ausgeprägte Fußwölbung.
Armbewegungen:	0 = normales Schwingen.
	1 = Arme hängen ohne aktive Bewegungen herab.
	2 = Arme werden in Abduktion gehalten.
	3 = Arme werden in Adduktion gehalten.
Aufsetzen der Füße:	Jeder Fuß wird gesondert bewertet nach Abduktion, Adduktion, Dorsalflexion und Plantarflexion auf der medialen und lateralen Seite.

In schwierigen Fällen kann die Fußabdruckmethode nach *Holt* (1965) nützlich sein.

Beurteilung

Asymmetrien von Kopf- oder Körperhaltung beim Gehen können neurologische oder orthopädische Ursachen haben (z.B. Hemiplegie oder rheumatoide Arthritis). Bei einer generalisierten Hypotonie kann die Haltung symmetrisch, aber abnorm sein. Asymmetrien von Arm- oder Beinbewegungen sind u.U. ein Hinweis auf eine leichte Lateralisation oder ein Hemisyndrom.

Kinder unter 6 Jahren weisen relativ häufig eine minimale Fußwölbung auf. In extremen Fällen kann der Fuß sogar innenrotiert und proniert sein (Gehen auf dem Spann). Diese Kinder ermüden leicht bei Spaziergängen und schaffen keine längeren Entfernungen. Im allgemeinen ist eine Fußwölbung im Stand nicht sichtbar. Wenn eine gedachte senkrechte Linie vom Malleolus medialis den Boden außerhalb des Fußumrisses erreicht, liegt ein Pes valgus vor (s. Abb. 18, S. 65), der in diesem Alter gewöhnlich die Folge einer Bänderschwäche im Bereich der Sprunggelenke ist. Die Haltungsabweichungen verschwinden daher im Laufe der nächsten Jahre, wenn sich die Bänderschwäche bessert. Nur in seltenen Fällen liegt eine neurologische Ursache, wie z.B. eine Hypotonie zugrunde. Tatsächlich sind die meisten der sogenannten „Plattfüße" in diesem Alter Pes-valgus-Störungen. Eine Behandlung mit Einlagen, die das Fußgewölbe stützen (und somit nicht kausal ansetzen), ist nur von geringem Nutzen. Die ideale Behandlung besteht im Tragen von festen Schuhen, die das Sprunggelenk unterstützen und der Neigung, auf dem Spann zu gehen, entgegenwirken. Eine sorgfältige Untersuchung ist bei Asymmetrien und extremen Fällen von Pes valgus angeraten, da eine neurologische Ursache zugrunde liegen kann (z.B. Lateralisationen, Hypotonie, isolierte Hypertonie).

Kinder unter 5 Jahren haben die Tendenz, beim Gehen die Arme nur wenig zu bewegen. Noch jüngere Kinder bewegen die Arme im allgemeinen nicht.

Bei Kindern über 6 Jahren sollte eine Fußwölbung beim Gehen eindeutig nachweisbar und in der Regel auch im Stehen sichtbar sein. Wenn die Haltung in den Sprunggelenken bei fehlender Fußwölbung korrekt ist, muß an einen Pes planus gedacht werden (s. Abb. 19, S. 65). Statische oder hereditäre Faktoren sind dabei in den meisten Fällen von Bedeutung. Bei einem ausgeprägten Pes planus werden die Füße gewöhnlich in symmetrischer Abduktion gehalten.

Das Gehen auf dem Spann ist bei Kindern über 6 oder 7 Jahren gewöhnlich ein Zeichen für eine geringe Hypotonie. Es kann jedoch auch ein Frühsymptom einer progressiven Muskelschwäche sein.

Die Zirkumduktion eines Beines ist die Folge einer mangelhaften Integration der Knie- und/oder Fußgelenksbewegungen in die Lokomotion, die durch eine nervale Funktionsstörung (z.B. spastische Hemiparese) oder durch eine arthrogene oder myogene Ursache bedingt sein kann. Bei einer geringen Hypertonie nur einer Körperseite kann eine Zirkumduktion bereits deutlich sein, bevor die Untersuchung des Widerstands gegen passive Bewegungen eine Differenz zwischen beiden Beinen nachweist. Dies ist abzugrenzen gegen den Effekt von Schmerzen, die bei immobilisierten Gelenken ebenfalls zu einer gewissen Zirkumduktion führen können.

Bei normalem Gangbild bleibt der Abstand zwischen den Füßen konstant. Eine wechselnde Weite des Ganges kann arthrogenen (z.B. Luxation oder Subluxation im Hüftgelenk) oder neurologischen Ursprungs sein. Auch dieses Phänomen muß jedoch unterschieden werden von einer wechselnden Gangweite auf Grund von Schmerzen.
Bei sehr jungen Kindern (2 oder 3 Jahre) werden auch leichte Gangasymmetrien beobachtet, ohne daß andere Zeichen einer neurologischen Funktionsstörung vorhanden sind. Unter Umständen ist in diesen Fällen eine gewisse Plagiozephalie (Asymmetrie des Schädels, im allgemeinen als Folge der postnatalen Kopfhaltung) nachweisbar (*Robson* 1968). Drei- oder vierjährige Kinder können ebenfalls Gangasymmetrien ohne weitere neurologische Funktionsstörungen aufweisen. Sie verschwinden gewöhnlich, wenn das Kind älter wird. Bei einigen dieser Kinder finden sich arthrogene oder statische Ursachen. Auch wenn diese nicht nachweisbar sind, ist die klinische Bedeutung eines solchen isolierten Befundes zweifelhaft.
Die normale Gangweite von Kindern über drei Jahren beträgt 11 bis 20 cm. Ein sehr enger Gang kann durch eine Hypertonie der Beinadduktoren hervorgerufen werden, die bei einer geringen Diplegie evtl. auch ohne Hinweis auf ein Überkreuzungsphänomen der Beine gefunden wird. Ein breitbasiger Gang wird u.a. durch eine nervale Funktionsstörung (z.B. muskuläre Hypotonie der Beine und/oder des Beckengürtels, sensorische oder zerebelläre Funktionsstörung) hervorgerufen oder ist arthrogenen Ursprungs wie bei einer Luxation oder Subluxation im Hüftgelenk. Kurze Auf- und Abwärtsbewegungen und stark schwingende Bewegungen der Hüfte können durch Muskelerkrankungen (z.B. gluteale Muskelschwäche) oder durch eine Hüftdysplasie bedingt sein, letzteres häufig als Folge einer Hypertonie (z.B. Spastik der inneren Beckenrotationsmuskeln und/oder der Beinadduktoren). Schwingende Bewegungen in den Hüften beim Gehen können auch bei einer Hypotonie oder bei einer Hypertonie ohne Hüftdysplasie auftreten. Selbstverständlich führen auch die von einer neurologischen Erkrankung unabhängigen Hüftluxationen zu gestörten Bewegungen in der Hüfte mit ausgeprägten Auf- und Abwärtsbewegungen bei jedem Schritt. Kinder, die gewöhnlich im Schneidersitz auf dem Boden sitzen, zeigen häufig einen charakteristischen Gang mit einem mittleren Ausmaß an schwingenden Bewegungen und einer wechselnden Gangbreite. Dies wird hervorgerufen durch eine Streckung der Abduktoren und eine Verkürzung der Adduktoren am Oberschenkel als Folge dieser Sitz-

haltung. Bevorzugt wird diese Haltung von leicht hypotonen Kindern eingenommen.
Nicht vergessen werden darf, daß die individuelle Fußhaltung während des Gehens beträchtlich variieren kann und eine Interpretation deshalb entsprechend schwierig ist. Eine ausgeprägte Außen- oder Innenrotation oder eine ausgeprägte Dorsal- oder Plantarflexion muß den Verdacht auf eine Abnormität erwecken, ebenso wie jede eindeutige Asymmetrie. Eine abschließende Beurteilung kann jedoch, wie auch bei anderen Symptomen, erst nach Abschluß der vollständigen Untersuchung erfolgen.

Seiltänzergang

Alter
Dieser Test eignet sich für Kinder zwischen 5 und 12 Jahren.

Durchführung
Das Kind wird aufgefordert, auf einer geraden Linie ohne Unterbrechung ungefähr 20 Schritte hin und zurück zu gehen. Im Alter unter 7 Jahren ist es nicht erforderlich, einen Fuß unmittelbar vor den nächsten zu setzen.

Protokollierung
Die Anzahl der Abweichungen von der geraden Linie werden gezählt.

0 = das Kind weicht andauernd von der Linie ab. Es ist nicht in der Lage, zwei oder drei Schritte hintereinander auf einer geraden Linie zu gehen.
1 = mehr als 6 Abweichungen.
2 = 4–6 Abweichungen.
3 = 1–3 Abweichungen.
4 = keine Abweichungen.

Beurteilung
Kinder unter 7 Jahren haben häufig Schwierigkeiten, auf einer geraden Linie zu gehen. Einige Abweichungen treten auch dann auf, wenn das Kind nicht unmittelbar einen Fuß vor den nächsten setzen muß. Die optimale Reaktion ab 5 Jahren wird mit einem Score von 4 beschrieben. (Beachte, daß sich die Durchführung ab 7 Jahren ändert!) Der Score 3 kann jedoch bis zum Alter von 9 Jahren als normal angesehen werden. Eine schlechte Leistung ist u.U. auf Hypotonie, Hypertonie, eine zerebelläre oder sensorische Funktions-

störung zurückzuführen. Darüber hinaus können unwillkürliche Bewegungen wie eine choreiforme Dyskinesie oder ein Tremor (von hoher Intensität) die Leistung des Kindes beeinträchtigen. Konstante Abweichungen nach einer Seite können auf ein Hemisyndrom zerebellärer oder nichtzerebellärer Genese hinweisen.
Einige Kinder setzen die Füße zwar korrekt auf die gerade Linie, zeigen dabei aber viele schwankende Arm- und Rumpfbewegungen. Wenn man in solchen Fällen eine leichte Hypotonie und eine nervöse Anspannung ausgeschlossen hat, darf man vermuten, daß diese Kinder in der Entwicklung der Balance verlangsamt sind. Gleichzeitig bestehen dann oft Schwierigkeiten, mit geschlossenen Augen zu stehen (Romberg-Versuch), was auf eine vestibuläre Beteiligung schließen läßt (s. S. 68).

Zehengang (Abb. 38a)

Das Kind wird aufgefordert, ungefähr 20 Schritte auf Zehenspitzen hin und zurück zu gehen.

Protokollierung

0 = kann nicht auf Zehenspitzen gehen.
1 = die Fersen werden nur für einen kurzen Moment angehoben.
2 = die Fersen berühren nicht den Boden.
3 = das Kind geht gut auf Zehenspitzen.

Alle Kopf-, Arm- oder Rumpfbewegungen, die beim normalen Gehen nicht vorhanden waren, müssen als assoziierte Bewegungen registriert werden. (Ein leichtes Schwingen der Arme ist noch erlaubt.) Assoziierte Bewegungen sind am deutlichsten an den Armen und im Gesicht zu beobachten. Dabei werden Arme und Hände im allgemeinen gestreckt gehalten, und es fallen Lippen- und Zungenbewegungen auf. Ein Fausten der Hände wird erst dann als assoziierte Bewegung gewertet, wenn es mit einer Streckung der Arme einhergeht.

0 = keine assoziierten Bewegungen erkennbar.
1 = kaum erkennbare Bewegungen lediglich in Armen und Händen.
2 = ausgeprägte Streckung der Arme und Hände, oder Streckung der Arme mit gefausteten Händen.
3 = dasselbe wie unter 2, zusätzlich Abduktion der Oberarme und/oder Lippen- und Zungenbewegungen.

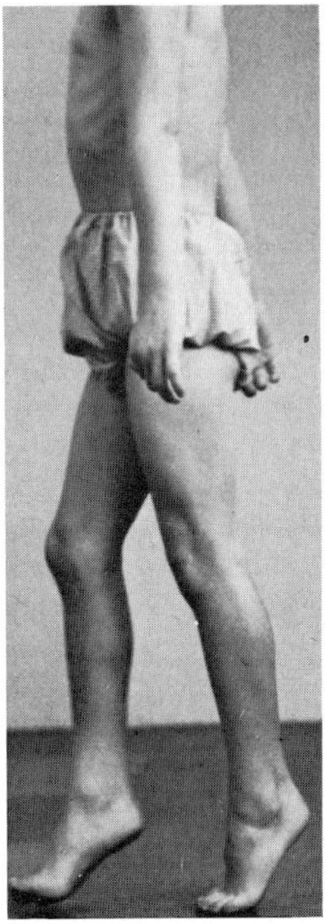

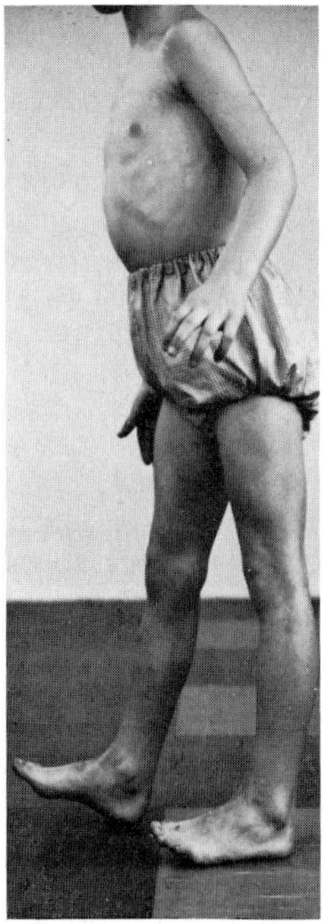

Abb. 38a (links) Zehengang. Es ist eine leichte Streckung in den Ellbogen nachweisbar.

Abb. 38b (rechts) Fersengang. Zu erkennen sind ausgeprägte assoziierte Bewegungen (Beugungen im Ellbogen, leichte Überstreckung der Handgelenke, Strecken und Spreizen der Finger).

Beurteilung

Kinder über 3 Jahre sollten auf Zehenspitzen gehen können; einige jüngere Kinder beherrschen den Zehengang auch schon. Im negativen Fall ist dies jedoch nicht als Abnormität zu werten. Eine schlechte Leistung beruht möglicherweise auf einer Hypotonie oder Flexorenhypertonie, eine sehr gute Leistung kann auf einer Extensorenhypertonie beruhen. Asymmetrien können auf ein Lateralisationssyndrom hinweisen und müssen nach Ausschluß von Fußdeformitäten oder anderen nichtneurologischen Ursachen sehr sorgfältig untersucht werden. Leichte Hemisyndrome können sich bereits beim Zehen- oder Fersengang zeigen, bevor sie beim normalen Gehen zu sehen oder bei der Untersuchung des Widerstands gegen passive und

aktive Bewegungen zu fühlen sind. Eine Bestätigung der einseitigen Befunde läßt sich in der Regel dann noch durch Inspektion der Sitzhaltung, der Haltung im Stehen und der Haltung von Beinen und Füßen in Bauch- und Rückenlage erlangen. Bilaterale Fußdeformitäten beeinflussen u.U. ebenfalls die Leistung.
Assoziierte Bewegungen werden gewöhnlich mit zunehmendem Alter weniger und sollten mit 7 oder 8 Jahren verschwunden sein. Das Fortbestehen von assoziierten Bewegungen ist möglicherweise das Symptom einer verlangsamten neurologischen Entwicklung.

Fersengang

Durchführung
Das Kind wird aufgefordert, ungefähr 20 Schritte auf den Fersen hin und zurück zu gehen (Abb. 38b).

Protokollierung
0 = kann nicht auf Fersen gehen.
1 = die Zehen werden nur für einen Moment angehoben.
2 = die Zehen sind dauernd angehoben.
3 = das Kind geht gut auf der hinteren Hälfte der Ferse.

Alle Kopf-, Rumpf- oder Armbewegungen, die beim normalen Gang nicht vorhanden sind, werden als assoziierte Bewegungen registriert. Assoziierte Bewegungen sind am deutlichsten an den Armen und im Gesicht zu erkennen. Die Arme sind im Ellbogen gebeugt; die Handgelenke sind überstreckt und die Finger entweder in den Interphalangealgelenken gebeugt oder gestreckt. Die Oberarme sind oft im Schultergelenk abduziert. Außerdem können Lippen- und/oder Zungenbewegungen beobachtet werden.

0 = keine assoziierten Bewegungen erkennbar.
1 = kaum erkennbare Beugung in den Ellbogen und Überstreckung der Handgelenke.
2 = ausgeprägte Beugung in den Ellbogen (<60 Grad) und Überstreckung der Handgelenke.
3 = wie unter 2 (aber Ellbogen-Beugung >60 Grad mit Abduktion in den Schultern und/oder Bewegungen der Lippen und der Zunge).

Beurteilung
Kinder über 3 Jahren sollten auf den Fersen gehen können. Auch einige jüngere Kinder sind dazu bereits in der Lage. Eine schlechte

Leistung ist oft auf eine Muskelhypotonie im Bereich der Unterschenkel oder eine Parese zurückzuführen. Besonders zu betonen ist hier, daß eine Parese der peronealen Muskeln auftreten kann, ohne daß andere Muskeln in demselben Ausmaß beeinträchtigt sind. Das Kind wird dann mehr auf dem äußeren Fußrand als auf den Fersen gehen oder, in leichteren Fällen, nach anfänglichem Fersengang versagen und danach mit innenrotierten Füßen gehen. Leicht hypotone Kinder, die bei der Untersuchung des normalen Ganges auf dem Spann gingen, weisen häufig dasselbe Phänomen auf, ohne Zeichen einer muskulären Parese. Nichthypotone Kinder, die auf dem Spann gehen (hauptsächlich solche unter 6 Jahren) zeigen gewöhnlich einen normalen Fersengang. Wie bereits im Abschnitt über den Zehengang festgestellt (s. S. 105), ist ein leichtes Hemisyndrom durch die genaue Beachtung der Symmetrie des Fersenganges nachzuweisen. Natürlich wird die Leistung durch jede Fußdeformität beeinträchtigt. Asymmetrien können auf ein Lateralisationssyndrom hinweisen oder aus einer nichtneurologischen Ursache resultieren (z.B. einseitige Fußdeformitäten, arthrogene Ursachen).
Assoziierte Bewegungen verschwinden beim Zehengang früher als beim Fersengang. Im Alter von 10 Jahren sind sie gewöhnlich auch beim Fersengang verschwunden. Das Fortbestehen von assoziierten Bewegungen in diesem Alter kann als Zeichen einer verlangsamten neurologischen Entwicklung interpretiert werden.

Einbeinstand

Durchführung

Das Kind wird aufgefordert, mindestens 20 Sekunden auf einem Bein zu stehen. Jedes Bein wird im Wechsel getestet, wobei es dem Kind freigestellt wird, mit welchem Bein es beginnen möchte (Abb. 39).

Protokollierung

Die Leistung jedes Beines wird gesondert bewertet; außerdem wird notiert, mit welchem Bein das Kind beginnt.

0 = kann nicht auf einem Bein stehen.
1 = versucht es, muß den Fuß jedoch wieder aufsetzen.
2 = 3–6 Sekunden.
3 = 7–12 Sekunden.
4 = 13–16 Sekunden.
5 = 17–20 Sekunden.
6 = über 20 Sekunden. Dies gilt als voll entwickelte Leistung.

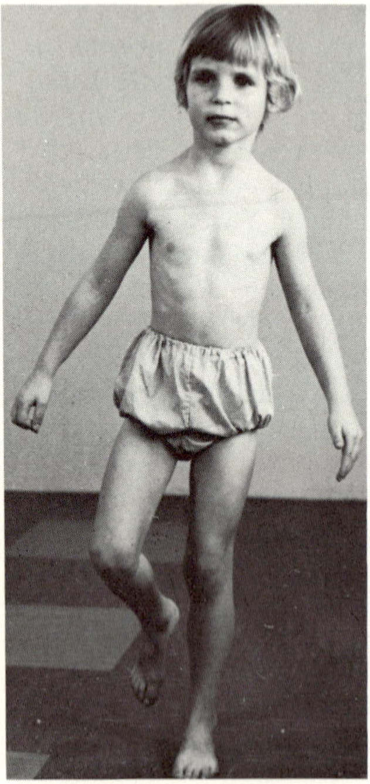
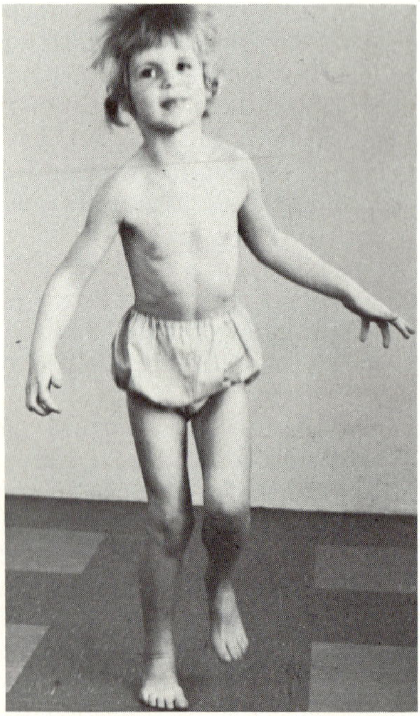

Abb. 39 (links) Einbeinstand links
Abb. 40 (rechts) Hüpfen auf dem rechten Bein

Schwingende oder „Balance"-Bewegungen werden ebenfalls notiert. Gleichzeitig wird vermerkt, ob sie abrupt oder kontinuierlich auftreten.

Beurteilung

Die Fähigkeit, auf einem Bein zu stehen, entwickelt sich relativ unvermittelt und verbessert sich dann rasch. Im Alter von 3 Jahren können nur wenige Kinder länger als 5 oder 6 Sekunden auf einem Bein stehen; mit 5 Jahren können das die meisten Kinder für 10 bis 12 Sekunden aushalten; mit 6 Jahren sind 13 bis 16 Sekunden normal; und im Alter von 7 oder 8 Jahren können die meisten Kinder länger als 20 Sekunden auf einem Bein stehen.

Der Unterschied in der Leistung des bevorzugten und des nichtbevorzugten Beins ist im Alter von 5 und 6 Jahren am größten und verringert sich mit zunehmendem Alter. Im Alter von 3 oder 4 Jahren ist ein Unterschied von 1 oder 2 Punkten nichts ungewöhnliches. In diesem Alter sind auch viele „Balance“-Bewegungen zu sehen. Bei Kindern über 5 oder 6 Jahren nimmt das Ausmaß des „Balancierens“ ab, und die Fähigkeit auf einem Bein zu stehen ist auf beiden Seiten gleich. Bleiben kontinuierliche „Balance“-Bewegungen nach dem Alter von 7 Jahren weiter bestehen, kann das als Zeichen einer verlangsamten Gleichgewichtsentwicklung angesehen werden.

Plötzliche Zuckungen, durch die das Kind fast das Gleichgewicht verliert, können durch eine unwillkürliche Dyskinesie wie proximale choreiforme Bewegungen hervorgerufen werden.

Zu berücksichtigen ist, daß das zum Stehen und Hüpfen bevorzugte Bein nicht immer auch das zum Schießen eines Balls bevorzugte ist. Kinder unter 7 oder 8 Jahren wählen zum Stehen (d.h. zur Stabilisierung) oft das bevorzugte Bein und benutzen ihr nichtbevorzugtes Bein, um einen Ball zu schießen. Das hat seinen Grund in der in diesem Alter noch relativ schlecht ausgeprägten Balance, die sie dazu zwingt, das Bein mit der größeren Differenzierung zum Balancieren einzusetzen. Kinder über 8 Jahren schießen den Ball gewöhnlich mit dem bevorzugten Bein, da sie in diesem Alter das Gleichgewicht mit dem nichtbevorzugten Bein halten können und so das bevorzugte Bein für komplexere Aufgaben, wie zum Abschätzen der Kraft und zum Lenken des Balls, verwenden können.

Asymmetrische Leistungen sollten sehr vorsichtig interpretiert werden. Eine extreme Asymmetrie kann allerdings auf ein Lateralisationssyndrom hinweisen, wobei dann sicherlich auch andere Symptome einer nervalen Funktionsstörung mit einem analogen Muster nachweisbar sind. Unwillkürliche Bewegungen, insbesondere choreiforme Bewegungen und Tremor, beeinträchtigen die Leistungen des Kindes. Ein niedriger Score für jedes Bein ohne den Nachweis einer Dyskinesie kann von einer Retardierung der funktionellen Reifung, von einer generalisierten Hypotonie oder von einer zerebellären oder sensorischen Funktionsstörung herrühren.

Hüpfen

Durchführung

Das Kind wird aufgefordert, auf jedem Bein mindestens 20mal zu hüpfen, wobei es ihm freigestellt ist, mit welchem Bein es anfangen möchte (Abb. 40). Am günstigsten ist das Hüpfen auf einer Stelle. Kinder unter 6 Jahren sind dazu häufig nicht in der Lage und dürfen sich daher beim Hüpfen von der Stelle bewegen. Das Kind wird aufgefordert, auf den Zehen und nicht auf dem ganzen Fuß zu hüpfen.

Protokollierung
Die Leistung wird für jeden Fuß gesondert bewertet; außerdem wird vermerkt, welches Bein bevorzugt wird.

0 = kann nicht hüpfen.
1 = 2–4 Hüpfer.
2 = 5–8 Hüpfer.
3 = 9–12 Hüpfer.
4 = 13–16 Hüpfer.
5 = 17–20 Hüpfer.
6 = mehr als 20 Hüpfer.

Das Ausmaß von schwingenden und balancierenden Bewegungen wird ebenso notiert wie die Fähigkeit des Kindes, die ganze Zeit auf den Zehen zu hüpfen. Ein Hüpfen auf dem ganzen Fuß kann man auch genauso gut hören wie sehen. Offensichtliche Asymmetrien der Armhaltung sollten vermerkt werden.

Beurteilung
Die Entwicklung dieser motorischen Funktion erfolgt abrupt und schnell. Noch mit drei Jahren können nur sehr wenige Kinder einige Schritte hüpfen und wenn, dann gewöhnlich auch nur auf dem rechten oder linken Bein. Dagegen sind mit 4 Jahren 5–8 Hüpfer ein normaler Wert. Mit 5 Jahren sind 9 oder 10 Hüpfer möglich, und mit 6 Jahren zwischen 13 und 16 Hüpfer. Ca. 25 Prozent aller Kinder können mit 6 Jahren mehr als 20mal hüpfen, zumindest mit einem Fuß. Die Mehrzahl aller 7- oder 8jährigen Kinder kann mehr als 20mal mit jedem Fuß hüpfen.
Der Nachweis von kontinuierlichen balancierenden Bewegungen kann bei Kindern über 7 Jahren auf eine verlangsamte Entwicklung des Gleichgewichts hinweisen. Abrupte und ruckartige Störungen des Gleichgewichts sind häufig durch choreiforme oder andere unwillkürliche Dyskinesien hervorgerufen.
Kinder unter 7 Jahren hüpfen nur teilweise auf dem ganzen Fuß: Sie fangen auf Zehenspitzen an und beginnen dann allmählich, den ganzen Fuß zu benutzen. Bei älteren Kindern weist ein Hüpfen auf dem ganzen Fuß gewöhnlich auf eine Hypotonie hin.
Asymmetrien der Armhaltung beim Hüpfen können Symptom einer leichten Lateralisation sein.

Im Alter zwischen 5 und 7 ist ein Bein häufig besser als das andere, wobei jedoch, wie beim Einbeinstand, das beste Bein nicht notwendigerweise das bevorzugte Bein beim Fußballspielen ist. Die Beziehung zwischen Hüpfen und dem Konzept der Dominanz ist komplex. Infolgedessen muß eine asymmetrische Leistung sehr vorsichtig interpretiert werden. Je größer der Unterschied zwischen rechts und links ist, desto größer ist auch die Wahrscheinlichkeit eines Hemisyndroms oder anderer Lateralisationssyndrome als zugrundeliegende Ursache. Wenn eine solche Lateralisation nachweisbar ist, sollte sie durch weitere neurologische Befunde bestätigt werden.
Eine schwache Leistung auf beiden Seiten kann Ausdruck einer Reifungsverzögerung sein. Neurogene, myogene, statische oder arthrogene Ursachen müssen ebenfalls in Betracht gezogen werden. Schmerzen anderer Genese können die Leistung ebenfalls beeinträchtigen. Die Möglichkeit, daß Übung die Ergebnisse beeinflußt, ist immer zu berücksichtigen. Da aber die meisten Kinder beim Spielen nur mit dem von ihnen bevorzugten Bein hüpfen, erfolgt das Üben in der Regel asymmetrisch. Wie bei anderen Tests, z.B. Diadochokinese und Einbeinstand, sind Mädchen in ihren Leistungen besser als Jungen.

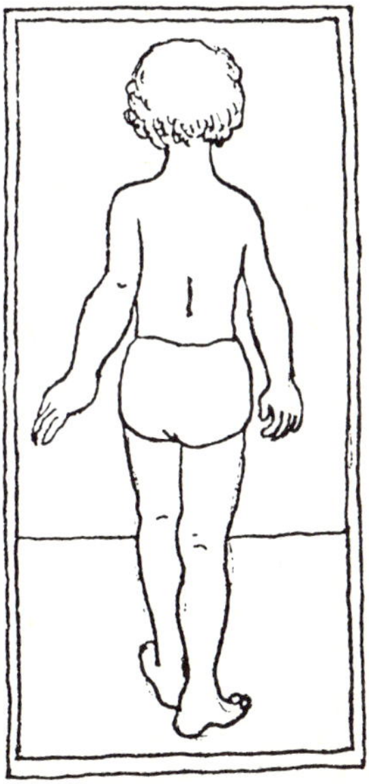

Kapitel 8
Untersuchung des Rumpfes

Verhaltenszustand und Kooperationsbereitschaft
In der folgenden Testserie ist der optimale Score für Verhaltenszustand und Kooperationsbereitschaft 0. Auch ein Score von 1 ist noch tolerabel.

Haltung
An diesem Punkt der Untersuchung sollte das Kind ausgezogen sein, damit der Rumpf inspiziert und Reaktionen wie die Bauchhautreflexe und der Galant-Reflex geprüft werden können. Das Kind soll entspannt mit den Füßen in gleichem Abstand von der Mittellinie stehen, den Kopf zentriert halten und die Arme locker herabhängen lassen.

Alter
Diese Tests eignen sich für alle Kinder zwischen 3 und 12 Jahren.

Inspektion des Rückens

Durchführung
Der Untersucher muß die Wirbelsäule und die Haut des Rückens sorgfältig inspizieren.

Protokollierung
Jede Abweichung von der normalen, aufrechten Haltung und jede Besonderheit der Haut werden beschrieben. Die Bewegungen der Wirbelsäule nach vorn, nach hinten, zur Seite und die Rotation werden beobachtet und – wenn sie abnorm sind – beschrieben. Eingehende Beachtung verdient jetzt eine mögliche seitliche Inkurvation der Wirbelsäule (d.h. Skoliose), insbesondere dann, wenn sich bei der vorangehenden Beobachtung im Sitzen, Stehen und Gehen ein derartiger Verdacht ergeben hat.

Beurteilung
Normalerweise ist der thorakale Anteil des Rückens leicht nach vorn gebeugt, während der lumbale Anteil eine leichte Lordose aufweist.

Dabei können erhebliche individuelle Abweichungen auftreten (s. Abb. 16 und 17, S. 62). Eine seitliche Inkurvation ist immer abnorm. Bei hypotonen Kindern sind die thorakale Kyphose und die Lendenlordose häufig besonders deutlich.
Eine genaue Untersuchung der Haut entlang der Mittellinie des Rückens ist erforderlich, um Naevi, Grübchen, behaarte Bezirke oder kleine Lipome als eventuell einzige äußerliche Zeichen einer darunter sich verbergenden Spina bifida occulta nicht zu übersehen.
Naevi, die seitlich von der Mittellinie und häufig im Bereich von Dermatomen lokalisiert sind (Café-au-lait-Flecke), erwecken, ebenso wie kleine Fibrome etc., den Verdacht auf eine v. Recklinghausen-Erkrankung, bevor andere Symptome in Erscheinung treten. Die im Gefolge einer Sturge-Weber-Erkrankung auftretenden Naevi vasculosi sind besonders verdächtig im Trigeminusbereich des Gesichtes, lassen sich jedoch auch am Rücken nachweisen. Überwiegend sind sie allerdings nicht auf die Haut des Rückens beschränkt. Café-au-lait-Flecke in Kombination mit Depigmentierungen (white spots, Vitiligo) und einem Adenoma sebaceum (oft nur von Stecknadelkopfgröße) können einen Hinweis auf eine tuberöse Sklerose geben, bevor die Erkrankung klinisch in Erscheinung tritt. Manchmal ist ein Adenoma sebaceum das einzige Symptom, das jahrelang ohne sonstige Erscheinungen sichtbar ist.
Jede Einschränkung der Wirbelsäulenbeweglichkeit muß weiter abgeklärt werden, ganz besonders dann, wenn sie durch Befunde bei der Palpation bestätigt wird. Neurologische oder arthrogene Ursachen kommen in Betracht. Bei einer Skoliose ist zunächst an Skelettanomalien zu denken, es können aber auch eine unilaterale Hypo- oder Hypertonie oder einseitig irritierende Prozesse zugrunde liegen (s. S. 64).

Hautreflexe

Bauchhautreflexe (Abb. 41)

Durchführung

Der Untersucher streicht in Höhe und unterhalb des Nabels mit einer Nadel von der Seite zur Mitte über die Bauchdecke. Selbstverständlich setzt die Untersuchung einen optimalen Verhaltenszustand und optimale Kooperationsbereitschaft voraus. Die Untersuchung im Stehen erscheint am günstigsten, da verschiedene Versuche gezeigt ha-

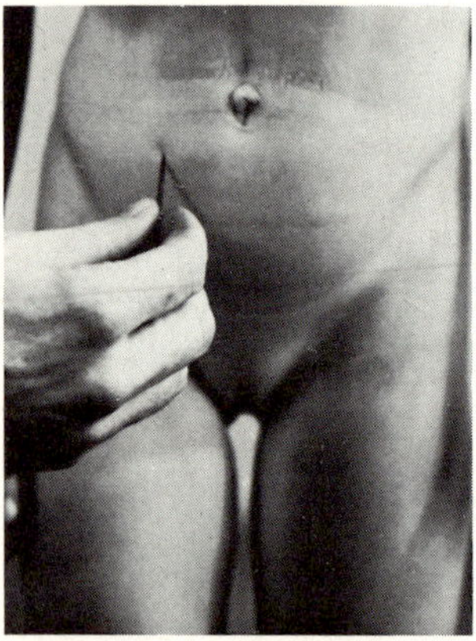

Abb. 41 Auslösen des Bauchhautreflexes im rechten unteren Quadranten

ben, daß ein Kind im Liegen dazu neigt, die Bauchdecken anzuspannen. Manchmal ist es nützlich, das Kind abzulenken, indem man sich mit ihm unterhält oder seine Aufmerksamkeit auf die Umgebung lenkt, um so eine vollständige Entspannung der Bauchmuskeln zu erreichen.

Reaktion
Im stimulierten Bereich erfolgt eine Kontraktion der Bauchmuskeln. Bei dicken Kindern ist die Kontraktion manchmal kaum zu erkennen (Score 1).

Protokollierung
0 = nicht nachweisbar.
1 = schwache, gerade eben erkennbare Reaktion.
2 = ausgeprägte Kontraktion.

Kremasterreflex (Abb. 42 und 43)

Durchführung
Der Untersucher nimmt eine Nadel und streicht damit an der Innenseite des Oberschenkels von oben nach unten.

Reaktion
Es erfolgt ein rasches Anheben des Hodens. Die Reaktion kann auf beiden Seiten auftreten. Läßt sich keine Reaktion auslösen, sollte sich der Untersucher davon überzeugen, daß die Hoden ins Skrotum deszendiert sind.

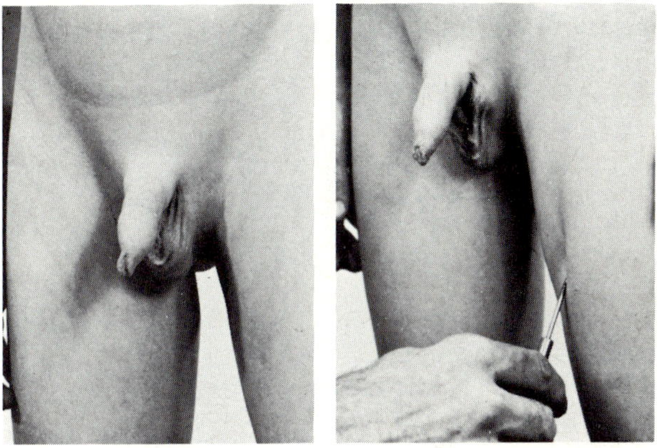

Abb. 42 (links) Auslösen des Kremasterreflexes: Position der Hoden vor Stimulation an der Innenseite des Oberschenkels

Abb. 43 (rechts) Bei Bestreichen der Innenseite des Oberschenkels wird der Hoden auf der selben Seite angehoben

Protokollierung

0 = nicht auslösbar.
1 = schwaches, kaum erkennbares Anheben des Hodens.
2 = deutliches Anheben des Hodens.

Galant-Reflex (Abb. 44)

Durchführung

Der Untersucher nimmt eine Nadel und streicht langsam von der Schulter zum Gesäß paravertebral in einem Abstand von ca. 5 cm zur Mittellinie.

Reaktion

Die Wirbelsäule biegt sich seitwärts mit der Konkavität auf der gereizten Seite. Dabei kann nur die unmittelbare tonische Reaktion in einer Ebene berücksichtigt werden. Andere Bewegungen dürfen als mögliche Folge einer Kitzligkeit, nicht als Galant-Reflex interpretiert werden.

Protokollierung

0 = nicht auslösbar.
1 = kaum erkennbare Inkurvation.
2 = ausgeprägte Inkurvation.

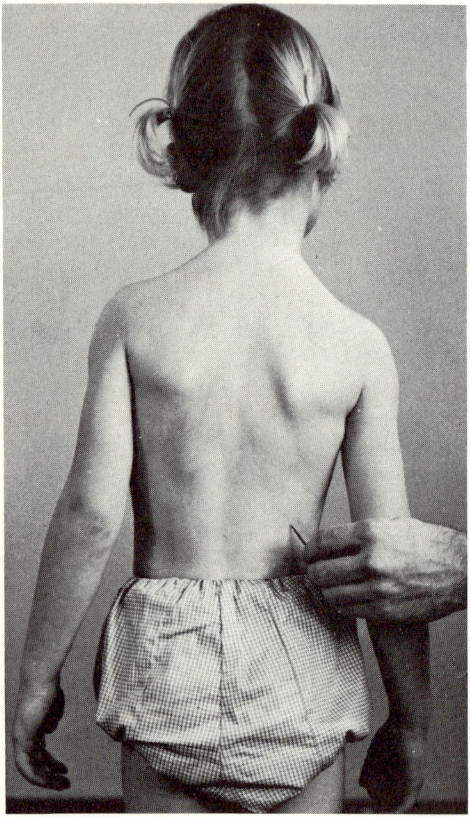

Abb. 44 Auslösen des Galant-Reflexes auf der rechten Seite

Beurteilung

Der Galant-Reflex wird gelegentlich noch bei Kindern unter 5 Jahren gefunden. Bei älteren Kindern ist er gewöhnlich nicht mehr auslösbar. Der Nachweis läßt dann einen Rückstand in der neurologischen Reifung vermuten. Das Fehlen der Bauchhautreflexe kann durch eine spinale Funktionsstörung auf einer bestimmten Ebene verursacht sein. Eine supraspinale Läsion kann die Erregbarkeit des spinalen Reflexzentrums verändern. Eine Abschwächung oder ein Fehlen hat möglicherweise auch nichtneurologische Ursachen (z.B. akute chirurgische Probleme, vermehrte Blasenfüllung, chirurgische Narben der Haut, starke Spannung der Bauchmuskulatur durch Aszites). Auch bei einem Fehlen des Kremasterreflexes kommen nichtneurolo-

gische Ursachen wie Kälte, Nervosität, Hydrozele oder Kryptorchismus in Betracht.
Die Bauchhautreflexe und der Kremasterreflex sollten seitengleich auslösbar sein. Asymmetrien sind dann von Bedeutung, wenn andere Symptome einer Seitendifferenz in demselben Muster nachweisbar sind. Die Segmenthöhe liegt für die Bauchhautreflexe bei $T_7 - L_1$, für den Galant-Reflex bei $T_3 - L_1$ und für den Kremasterreflex bei L_1 und L_2.

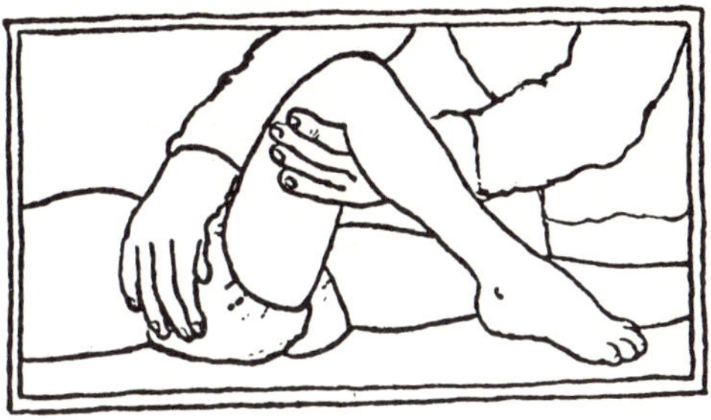

Kapitel 9
Untersuchung des liegenden Kindes

Verhaltenszustand und Kooperationsbereitschaft
In der folgenden Testserie ist der optimale Zustand des Kindes mit 0 zu bewerten. Für die Kooperationsbereitschaft kann auch ein Score von 1 noch toleriert werden.

Haltung
Das Kind muß mit zentriertem Kopf auf dem Bauch auf der Untersuchungsliege liegen.

Alter
Diese Tests eignen sich für alle Kinder zwischen 3 und 12 Jahren, sofern nicht anders angegeben.

Untersuchung der Wirbelsäule

Durchführung
Der Untersucher palpiert die Dornfortsätze, wobei er besondere Aufmerksamkeit den unteren Lendenwirbeln und den oberen Sakralwirbeln widmet. Gleichzeitig wird das Kind aufgefordert, den Rücken zur Seite zu bewegen, ihn zu beugen und zu überstrecken. Eine Skoliose, insbesondere wenn sie bereits beim stehenden Kind nachweisbar war, muß besonders beachtet werden.

Protokollierung
Jede Abweichung muß vermerkt und beschrieben werden, einschließlich fehlender Dornfortsätze und jeder Einschränkung der Beweglichkeit.

Beurteilung
Ein fehlender Dornfortsatz kann auf eine Spina bifida occulta hinweisen und eine röntgenologische Abklärung erforderlich machen. In gleicher Weise sind weiterführende Untersuchungen, z.B. Röntgen, bei jeder Bewegungseinschränkung der Wirbelsäule erforderlich. Eine Skoliose, die sich auch im Liegen nachweisen läßt, ist im allgemeinen durch eine Skelettabnormität hervorgerufen.

Haltung von Beinen und Füßen

Durchführung

Der Untersucher sucht nach einer Asymmetrie der Bein- und Fußhaltung, wobei er sich durch eine passive Drehung der Füße vergewissert, daß das Kind gerade und mit entspannten Beinen daliegt. Nach der Untersuchung des Hüftgelenks (s. unten) wird das Kind aufgefordert sich umzudrehen, so daß eine Untersuchung in Rückenlage möglich ist. Das Vorhandensein oder Fehlen einer Rumpfdrehung beim Umdrehen wird vermerkt.

Protokollierung

Eine asymmetrische Haltung von Beinen und Füßen wird durch eine Bewertung von Abduktion, Adduktion, Beugung, Streckung, Außenrotation bzw. Innenrotation beschrieben. Die Scores reichen von 0 bis 2, wobei die neutrale Position mit 0 gekennzeichnet ist.

Beurteilung

Bei Hemisyndromen kann eine asymmetrische Haltung von Beinen oder Füßen im Liegen (Bauch- oder Rückenlage) als einzige Lagemanifestation auftreten. Es muß jedoch noch einmal hervorgehoben werden, daß einem einzelnen Befund in den meisten Fällen keine klinische Bedeutung zukommt und man daher sehr vorsichtig damit umgehen muß. Eine fehlende oder unzureichende Rumpfrotation kann durch eine nervöse Anspannung, durch Schmerzen, Skelettanomalien oder eine leichte Hypotonie (wobei jedoch weitere neurologische Zeichen vorhanden sein sollten) verursacht sein.

Untersuchung des Hüftgelenks (Abb. 45)

Durchführung

Nach der Inspektion der Beinhaltung stabilisiert der Untersucher das Becken des Kindes mit einer Hand und führt mit der anderen Hand eine Retroflexion des Oberschenkels durch. Nachdem sich das Kind in die Rückenlage gedreht hat, beugt und streckt der Untersucher den Oberschenkel und prüft die Abduktion und Adduktion im Hüftgelenk. Bei der Rotation des Unterschenkels (mit gebeugtem Knie) werden die Außen- und Innenrotation des Oberschenkels im Hüftgelenk geprüft.

Protokollierung

Es sind dieselben Kriterien anzuwenden wie bei der Untersuchung der anderen Gelenke (s. „Widerstand gegen passive Bewegungen“, S. 35).

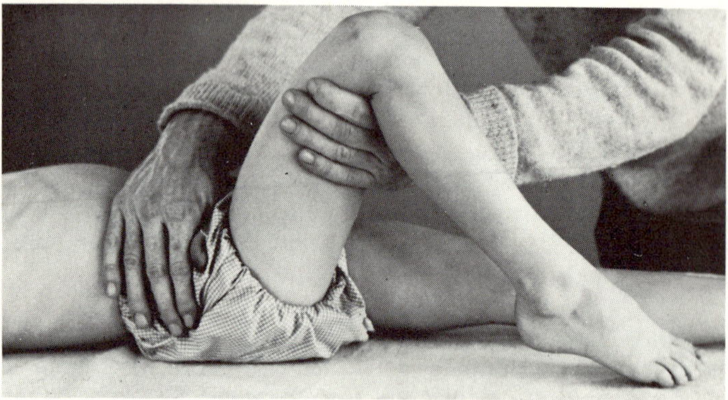

Abb. 45 Untersuchung des Widerstands gegen passive Bewegungen in der rechten Hüfte. Beugung, Abduktion, Adduktion und Rotation werden in Rückenlage des Kindes untersucht

Beurteilung
Asymmetrische Befunde im Hüftgelenk lassen an eine Lateralisation denken, wenn orthopädische Ursachen ausgeschlossen sind. Das Bekken muß gut fixiert bleiben, damit nicht die Bewegungen des Bekkens eine Bewegungseinschränkung in der Hüfte verschleiern.

Knie-Hacken-Versuch (Abb. 46 und 47)

Alter
Dieser Test eignet sich für Kinder von 6 bis 12 Jahren. Bei jüngeren Kindern kann man den auf S. 42 (Kicken) beschriebenen Test anstelle des Knie-Hacken-Versuchs durchführen lassen, um so über die Koordination der Beine und Füße Informationen zu bekommen.

Durchführung
Das Kind wird aufgefordert, sich auf den Rücken zu legen, und zwar mit beiden Armen an den Körperseiten. Es soll dann mit der Ferse eines Fußes das Knie des anderen Beins berühren und sie dort für einige Sekunden belassen. Dann soll es mit der Ferse am Bein nach unten entlangfahren, ohne den Kontakt mit dem Bein zu verlieren. Dieser Test wird für jedes Bein dreimal wiederholt.

Reaktion
Alle Bewegungen sollen geschmeidig und gleichmäßig sein.

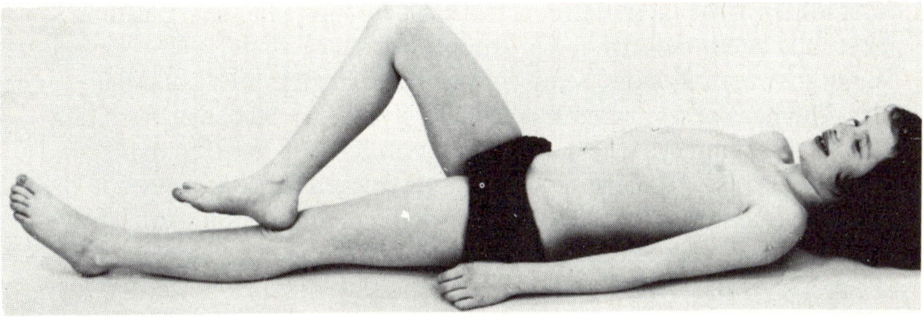

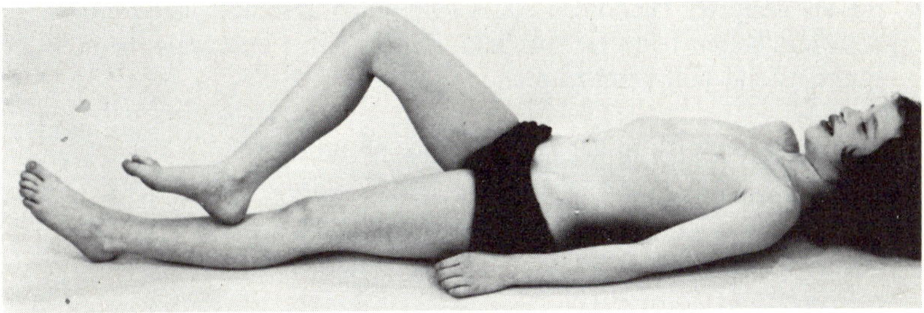

Abb. 46 Das Kind schließt seine Augen und berührt mit der Ferse das Knie des anderen Beins

Abb. 47 Es bewegt seinen Fuß mit geschlossenen Augen am Schienbein entlang

Protokollierung

Genaue Plazierung:	0 =	jedesmal genaue Plazierung.
	1 =	ein oder zwei Irrtümer.
	2 =	mehr als zwei Irrtümer.
Entlanggleiten am Bein:	0 =	geschmeidig und gleichmäßig, kein Abrutschen.
	1 =	ein- oder zweimaliges Abrutschen.
	2 =	mehr als zweimaliges Abrutschen; verliert dauernd den Kontakt zwischen Ferse und Unterschenkel.

Beurteilung

Diese Methode ist besonders für die Untersuchung der Beinkoordination geeignet, bei der zerebelläre und propriozeptive Funktionen eine Rolle spielen. Selbstverständlich muß eine muskuläre Schwäche ebenso wie eine Hypotonie oder Hypertonie ausgeschlossen sein. Hüftdeformitäten oder Skelettanomalien können eine adäquate Leistung ebenfalls beeinträchtigen. Ein Intentionstremor findet sich u.U. bei einer schweren Ataxie. Seine Besprechung liegt jedoch außerhalb des Themenkreises dieses Buches. Bei Sechs- bis Siebenjährigen läßt sich eine asymmetrische Leistung vermutlich auf die Dominanz zurückführen. Bei Kindern über 7 Jahren spiegelt eine Asymmetrie die Koordinationsstörung eines Beines wieder. Jede Störung von sensorischen Qualitäten muß berücksichtigt werden (z.B. Blasen an der Ferse), weil dadurch eine schlechte Leistung provoziert werden kann. Fehler im Knie-Hacken-Versuch mit klinischer Bedeutung treten selten als isoliertes Phänomen auf. Gewöhnlich bestehen gleichzeitig Schwierigkeiten beim Gehen, beim Zehen- und Fersengang, beim Einbeinstand und beim Hüpfen.

Aufsetzen ohne Hilfe der Hände (Abb. 48 und 49)

Durchführung

Nachdem das Kind ruhig auf dem Rücken liegt, wird es aufgefordert, sich ohne Unterstützung der Hände aufzusetzen.

Protokollierung

0 = kann sich nicht ohne Hilfe der Hände aufsetzen.
1 = setzt sich ohne Hilfe der Hände auf, hebt dabei aber die Beine an.
2 = setzt sich ohne Hilfe der Hände und ohne Anheben der Beine auf.

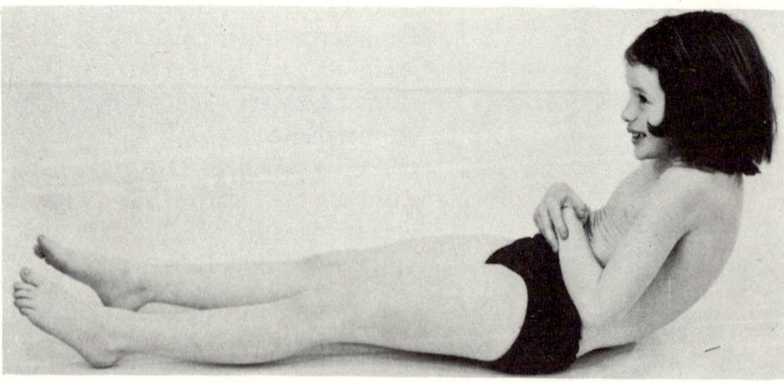

Abb. 48 Ein 7jähriges Kind kann sich ohne Hilfe der Hände aufsetzen, wobei die Beine den Kontakt zum Boden nicht verlieren

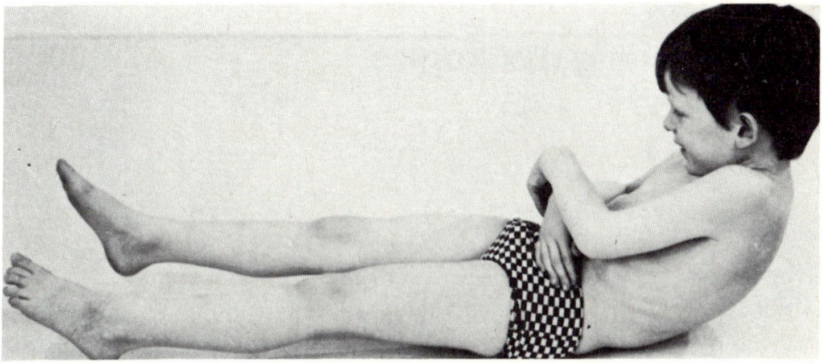

Abb. 49 Ein Fünfjähriger kann sich ohne Hilfe der Hände nur dann aufsetzen, wenn er die Beine von der Unterlage abhebt

Wenn das Aufsetzen ohne Hilfe der Hände, jedoch mit Anheben der Beine erfolgt, muß es als symmetrisch oder asymmetrisch notiert und letzteres näher beschrieben werden.

Beurteilung

Viele Kinder unter 6 Jahren können diesen Test nicht allein durchführen. Sie brauchen die Unterstützung des Untersuchers, der seine Hand unter den Kopf des Kindes hält, während das Kind die Hände gefaltet auf den Bauch legt. Ein Anheben der Beine ist dann eventuell immer noch zu beobachten. Die meisten Kinder über 7 oder 8 Jahre können sich ohne Anheben der Beine aufsetzen. Ein asymmetrisches Anheben oder ein überschießendes symmetrisches Anheben der Beine kann auf eine zerebelläre Funktionsstörung zurückzuführen sein.

Am Ende dieses Untersuchungsabschnitts kann sich das Kind wieder anziehen.

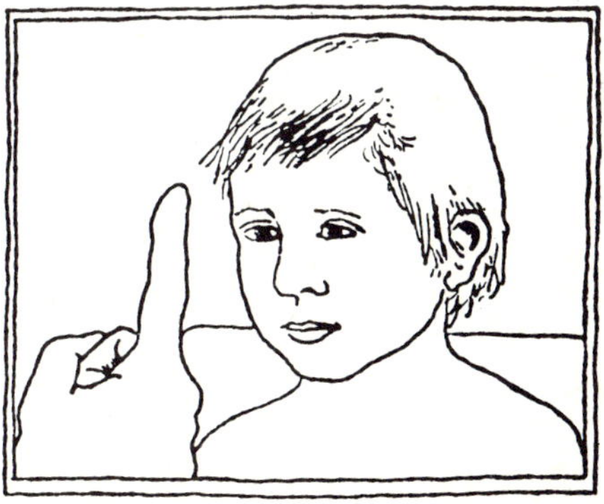

Kapitel 10
Untersuchung des Kopfes

Verhaltenszustand und Kooperationsbereitschaft
In der folgenden Testserie setzt die Durchführung einen mit 0 bewerteten Verhaltenszustand voraus. Für die Kooperationsbereitschaft ist ein Score von 0 oder 1 zu fordern.

Alter
Diese Tests eignen sich für alle Kinder zwischen 3 und 12 Jahren.

Haltung
Die Haltung des Kindes ist nicht entscheidend wichtig. Am günstigsten ist es, wenn das Kind neben dem sitzenden Untersucher steht. Der Kopf soll zentriert sein und in Relation zum Körper symmetrisch gehalten werden.

Gesichtsmuskulatur

Durchführung
Der Untersucher muß die Gesichtsmuskulatur in Ruhe und dann während willkürlicher und emotionaler Bewegungen beobachten. Für die willkürlichen Bewegungen wird das Kind aufgefordert, die Zähne zu zeigen, die Stirn zu runzeln, die Wangen aufzublasen und dann die Augen zu schließen. Nach der letzten Anweisung drückt der Untersucher auf die Wangen des Kindes und versucht vorsichtig, die Augen zu öffnen. Emotionale Bewegungen lassen sich beim Lachen oder Weinen beobachten.

Protokollierung
Eine mögliche Asymmetrie der Gesichtsmuskulatur wird dreimal bewertet; nämlich in Ruhe, bei willkürlichen und bei emotionalen Bewegungen.

0 = keine Asymmetrie.
1 = leichte Asymmetrie.
2 = ausgeprägte Asymmetrie.

Beurteilung
Eine eindeutige periphere Fazialisparese zeigt sich in einer Asymmetrie sowohl der oberen als der unteren Gesichtshälfte, wogegen eine supranukleäre Läsion eine gleichseitige Asymmetrie insbesondere der unteren Gesichtshälfte aufweist. Im letzteren Fall braucht die faziale Muskulatur während emotionaler Bewegungen nur relativ wenig betroffen zu sein. Eine generelle Beteiligung bei allen Bewegungen zeigt sich jedoch, wenn gleichzeitig eine nukleäre oder periphere Läsion mit einbezogen ist. Eine Beurteilung der neuromuskulären Funktion der Gesichtsmuskulatur wird oft erschwert durch die leichte Asymmetrie der Schädelform und des Gesichts vieler Kinder. Gelegentlich wird es dann notwendig, den Abstand zwischen dem lateralen Augenwinkel und dem Mundwinkel auf jeder Gesichtsseite auszumessen, ebenso den Abstand zwischen Ohr und Mundwinkel. Es ist immer nützlich, den Kopf des Kindes von oben zu betrachten, um so Zeichen einer Plagiozephalie zu entdecken, die die Symmetrie des Gesichts beeinflussen können. Ab 4 Jahren entwickeln einige Kinder habituelle, oft asymmetrische Gesichtszüge, die keinerlei neurologische Bedeutung haben.

Augen

Haltung (Abb. 50)

Durchführung
Der Untersucher muß auf ein begleitendes oder nichtbegleitendes Schielen achten. Durch Beachtung der Symmetrie des Kornealreflexes läßt sich ein leichtes Schielen aufdecken. Zum Nachweis eines latenten Strabismus oder einer Heterophorie kann der sogenannte Abdecktest benutzt werden. Jedes Auge wird im Wechsel abgedeckt, während das Kind einen entfernten Gegenstand fixiert (der keine Konvergenz erfordert). An dem nicht abgedeckten Auge läßt sich unmittelbar nach dem Abdecken des anderen Auges eine leichte Bewegung beobachten. Noch häufiger ist die Bewegung am abgedeckten Auge, wenn es wieder aufgedeckt wird. Am besten werden die Bewegungen durch Beobachtung des Kornealreflexes verfolgt. Der Abdecktest basiert auf der Tatsache, daß bei einer Heterophorie zur Vermeidung einer Diplopie auch dann eine Aktivität der externen äußeren Augenmuskeln erforderlich ist, wenn die Augen „ruhen“. Diese Notwendigkeit besteht nicht mehr, wenn ein Auge abgedeckt wird. Dann können sich die Augenmuskeln entspannen. Sobald die

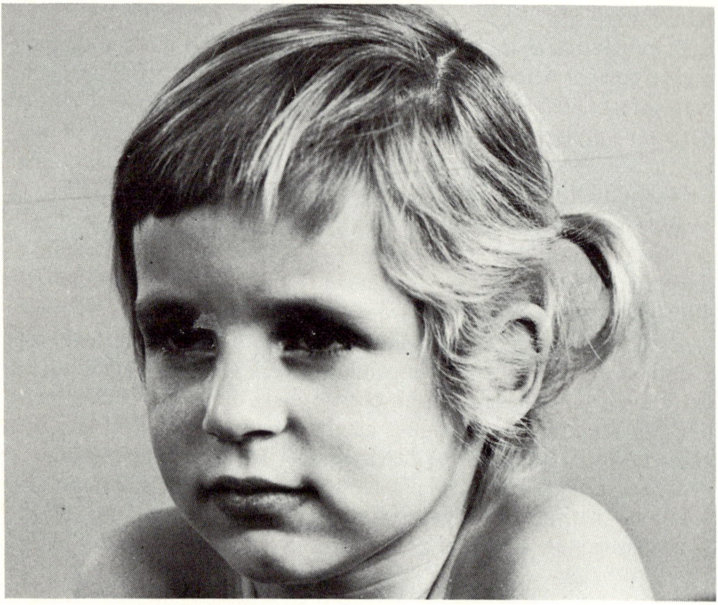

Abb. 50 Augenstellung bei Fixierung eines entfernten Gegenstands

Abdeckung entfernt wird, ist wieder eine mehr oder weniger ausgeprägte Kontraktion der Augenmuskeln erforderlich, die als leichte Augenbewegung sichtbar wird. Das Auge, das die Bewegung zeigt, ist das Auge mit der Heterophorie. Ein latenter Strabismus ist offensichtlich ein häufig auftretendes Phänomen, das noch deutlicher wird, wenn das Kind müde ist. Es ist daher angeraten, die Tageszeit, zu der die Untersuchung stattfindet, ebenso zu berücksichtigen wie die vorangegangenen Aktivitäten. Das Abweichen des Auges nach temporal ist als Exophorie bekannt; ein Abweichen nach nasal als Esophorie, nach oben als Hyperphorie und nach unten als Hypophorie.
Wenn die Augenmuskeln nicht in der Lage sind, die Sehachsen auf einem Punkt zu vereinigen, liegt ein Schielen oder Strabismus vor (jeweils Exotropie, Esotropie, Hypertropie oder Hypotropie). Die einzige Möglichkeit, eine Diplopie zu vermeiden, besteht dann darin, ein Bild zu unterdrücken, was zu einer Reduktion der Sehkraft auf dem schielenden Auge führt.

Latentes Schielen kann auch bei den Tests zur Fixierung (s. unten) und zur Konvergenz (s. S. 130) beobachtet werden.

Protokollierung

Zu registrieren ist das Vorhandensein oder das Fehlen einer Heterophorie, eines begleitenden oder nichtbegleitenden Schielens. Beim Vorhandensein muß das betroffene Auge bezeichnet und der Typ der Heterophorie oder des Schielens beschrieben werden. Beim nichtbegleitenden Schielen müssen die betroffenen Augenmuskeln beschrieben werden, die durch Beobachtung der Bewegungen, die das Kind beim Verfolgen eines Gegenstands in seinem Gesichtsfeld durchführt, herausgefunden werden.

Beurteilung

Der Nachweis einer Heterophorie ist außerordentlich wichtig, weil dadurch die Fähigkeiten des Kindes für Arbeiten in der Nähe wie Lesen, Zeichnen, Malen und Schreiben beeinträchtigt sein können. Die dazu benötigte muskuläre Anspannung führt nämlich rasch zur Ermüdung. Die genaue Einschätzung der Sehkraft (s. S. 134) ist wesentlich bei der Frage nach der Verschlechterung eines Auges als Folge eines manifesten Strabismus. Sie tritt insbesondere bei Kindern über 5 Jahren auf. Bei 3- oder 4jährigen Kindern ist eine amblyopia ex anopsia jedoch nicht zwingend, da diese Kinder häufig beide Augen alternierend benutzen (d.h. alternierendes monokulares Sehen).
Beim echten Begleitschielen soll der Winkel der Bulbusachsen über das ganze Ausmaß der Augenbewegungen möglichst konstant bleiben. Ein Begleitschielen kann durch optische, sensorische, anatomische oder nervale Ursachen bedingt sein. Oft bleibt die Ursache auch ungeklärt, insbesondere beim kongenitalen Strabismus. Ein hereditärer Faktor ist häufig nachweisbar. Aber auch bei Kindern mit einem Geburtstrauma oder Frühgeburtlichkeit in der Vorgeschichte wird ein Strabismus gefunden.
Beim nichtbegleitenden Schielen ändert sich der Winkel zwischen den Bulbusachsen in Abhängigkeit von der Blickrichtung. Bei geringer Ausprägung kann der Strabismus bei einigen Augenstellungen verschwinden, ist dann aber in der jeweils gegensätzlichen Blickrichtung maximal ausgeprägt. So ist beispielsweise der Strabismus bei einer (leichten) Abduzensparese (Hirnnerv VI) des linken Auges beim Blick nach rechts minimal oder sogar überhaupt nicht nachweisbar; beim Blick geradeaus ist er vorhanden und beim Blick nach

links, d.h. zur Seite des paretischen Muskels, ist er am deutlichsten ausgeprägt. Ein nichtbegleitender Strabismus kann Ausdruck einer Okulomotoriusparese infolge verschiedener Ursachen sein (z.B. kongenitale oder traumatische Faktoren, Erkrankungen der Orbita, Intoxikationen, Infektionskrankheiten, Erkrankungen des Zentralnervensystems oder der Augenmuskeln). Eine im allgemeinen gutartige und oft passagere Parese des VI. Hirnnerven kann einige Wochen nach einer Otitis media oder einem Infekt der oberen Luftwege auftreten. Eine länger andauernde Parese der Augenmuskeln kann eventuell zu einem Begleitschielen führen (Abb. 51).

Fixieren

Durchführung
Das Kind wird aufgefordert, einen Gegenstand (z.B. eine Bleistiftspitze), der ihm in einer Entfernung von etwa 40 cm vor die Augen gehalten wird, 15 Sekunden lang zu fixieren. Drei Aspekte sind zu berücksichtigen: Abweichung eines oder beider Augen; choreiforme

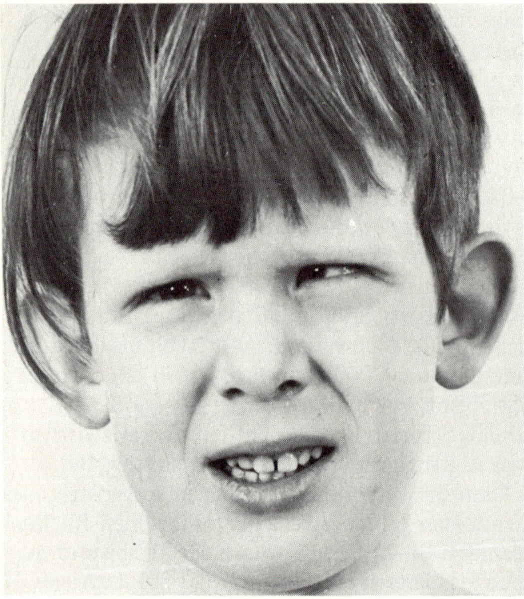

Abb. 51 Augenstellung bei einem Jungen mit einer langdauernden Parese des VI. Hirnnerven links. Es besteht ein Begleitschielen

Bewegungen (d.h. abrupte Bewegungen beider Augen, die unregelmäßig und arrhythmisch auftreten) und manifester Strabismus.

Protokollierung
Abweichungen, choreiforme Bewegungen und Schielen werden als vorhanden oder fehlend registriert. Das betroffene Auge und die Richtung des Abweichens oder Schielens sind näher zu bezeichnen.

Beurteilung
Dem Abweichen eines Auges beim Fixieren kann ein latenter Strabismus (Heterophorie) oder eine okuläre Parese (s. oben) zugrundeliegen. Die Bedeutung choreiformer Bewegungen wird auf S. 137, die eines Strabismus auf S. 127 diskutiert.

Visuelle Folgebewegungen

Durchführung
Der Untersucher bewegt vor dem Kind einen kleinen Gegenstand in horizontaler und vertikaler Ebene hin und her. Das Kind soll den Gegenstand mit den Augen verfolgen, ohne den Kopf zu bewegen. Zwei Aspekte werden beurteilt: die Qualität und das Ausmaß der Augenbewegungen. Die Bewegungen können geschmeidig, ataktisch oder choreiform sein. In die dritte Kategorie fallen vertikale abrupte Bewegungen, wenn die Augen zur Seite bewegt werden, und horizontale abrupte Bewegungen, wenn die Augen auf und ab bewegt werden. Die Bewegungen treten in beiden Augen simultan auf.

Protokollierung
Zu registrieren ist jede Abnormität des Verfolgens sowie jede Einschränkung des vollen Bewegungsausmaßes. Das Vorhandensein oder Fehlen von choreiformen und ataktischen Augenbewegungen wird notiert. Zudem kann der Untersucher mit diesem Test auch einen begleitenden oder nichtbegleitenden Strabismus und beim letzteren auch die betroffenen Muskeln (s. Tab. 5) feststellen. Bei Kindern mit einem latenten Strabismus (aber offenbar auch unabhängig davon) kann eine Art von „Imbalance“ der Augen vorhanden sein. Beim Verfolgen eines bewegten Gegenstandes bleiben die Bulbusachsen beider Augen während des gesamten Bewegungsausmaßes parallel. Nur am Ende und am Beginn der Bewegung geht diese Parallelität verloren. Dies fällt besonders bei der Rückführbewegung nach einem Blick zur Seite auf. Dabei scheint ein Auge sein Bewegungsmuster schneller zu wechseln als das andere Auge, das sogar den

Tabelle 5 Funktion der einzelnen Augenmuskeln

M. rectus lateralis:	nach temporal
M. rectus medialis:	nach nasal
M. rectus superior:	nach oben und gering nach innen
M. rectus inferior:	nach unten und gering nach innen
M. obliquus superior:	nach unten und gering nach außen
M. obliquus inferior:	nach oben und gering nach außen

Eindruck des Stehenbleibens erwecken kann. Gewöhnlich bewegt sich das kontralaterale Auge (d.h. das Auge in der nasalen Position) nicht oder nur wenig. Der Nachweis oder das Fehlen einer solchen „Imbalance" wird registriert.

Beurteilung
Abweichungen beim visuellen Verfolgen eines Objekts können Folge einer Augenmuskelparese sein. Eine Diplopie wird bei Kindern wegen der raschen kortikalen Unterdrückung eines Bildes selten gefunden. Ataktische Bewegungen sind als Folge einer beeinträchtigten Koordination der Augenmuskeln möglich. Die Bedeutung von choreiformen Bewegungen wird auf S. 151 diskutiert.
Eine „Imbalance" kann auf einen latenten Strabismus hinweisen. Sie scheint jedoch auch ohne Heterophorie vorzukommen. Häufig geht sie mit anderen Symptomen einer geringen neurologischen Funktionsstörung einher. Ihre mögliche Bedeutung für Lesestörungen ist nicht sicher bekannt.

Konvergenz (Abb. 52)

Durchführung
In 50 cm Entfernung wird dem Kind ein Gegenstand vorgehalten und dann langsam auf es zubewegt.

Reaktion
Die Augen konvergieren zum Gegenstand, und die Pupillen verengen sich.

Protokollierung
0 = keine Konvergenz erkennbar.
1 = kann die Konvergenz nur bis zu einer Entfernung des Gegenstands von 15 cm vom Auge aufrecht erhalten.
2 = kann eine Konvergenz beider Augen bis zu einer Entfernung des Gegenstandes von ca. 10 cm vom Auge aufrecht erhalten.

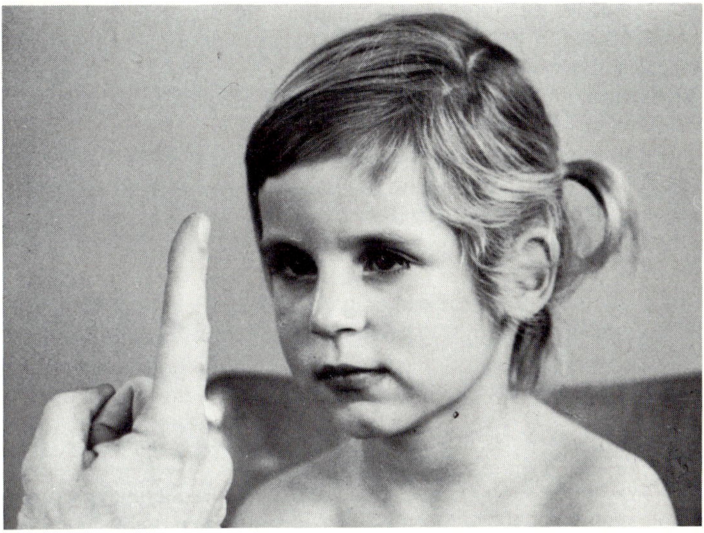

Abb. 52 Konvergenz der Augen bei Fixieren eines nahen Gegenstands. Vergleiche mit Abb. 51

Jeder Unterschied in der Konvergenz der beiden Augen wird vermerkt, ebenso wie das Vorhandensein oder Fehlen der Pupillenreaktion.

Beurteilung
Die Bewegungen müssen auf beiden Seiten gleich sein. Eine symmetrische Schwäche ist im allgemeinen zentraler Genese. Eine asymmetrische Schwäche kann als Folge einer Lähmung eines Augenmuskels oder einer Amblyopie eines Auges auftreten. Eine Konvergenzschwäche kann auch durch eine Myopie oder eine schwere Hypermetropie hervorgerufen werden.
Bei einer Exophorie erfordert die Konvergenz eine größere Muskelaktivität als üblich und kann daher relativ schwach sein. Andererseits ist die Konvergenz bei einer Esophorie u.U. sehr stark ausgeprägt.
Die klinische Bedeutung einer Schwäche oder eines Fehlens der Konvergenz ist unklar. Von *Paine* u. *Oppé* (1966) wurde ein Fehlen oder eine Abschwächung der Konvergenz als Folge einer Läsion im Mittelhirn gedeutet, beispielsweise als postenzephalitisches Symptom. Theoretisch besteht auch die Möglichkeit, daß eine solche Konver-

genzschwäche als Folge einer Ermüdung der Augenmuskulatur zu Schwierigkeiten bei Arbeiten in der Nähe führt. Es ist auch denkbar, daß das Bild eines Auges unterdrückt wird, was sogar zu einer Amblyopie führen kann. Für keine dieser Möglichkeiten gibt es jedoch einen überzeugenden Beweis. Insbesondere bei Vorschulkindern und jungen Schulkindern (im Alter von 5 und 6 Jahren) wird gelegentlich eine Konvergenzschwäche als isolierter Befund nachgewiesen, ohne daß irgendwelche Beschwerden oder objektive Schwierigkeiten auftreten.

Eine Pupillenkontraktion (Miosis) während des Konvergierens ist ein Zeichen der Linsenakkomodation, die mit der Aktivität des Ziliarkörpers verbunden ist. Das Fehlen der Miosis kann auf den Gebrauch von Drogen, auf eine funktionelle Störung der intraokulären Muskulatur oder auf eine mechanische Ursache zurückzuführen sein.

Nystagmus

Ein Nystagmus besteht aus unwillkürlichen, oszillierenden Augenbewegungen, üblicherweise mit einer langsamen und einer raschen Komponente. Letztere wird zur Richtungsbezeichnung des Nystagmus verwendet.

Durchführung

Der Untersucher hält einen Gegenstand ca. 50 cm vom Kind entfernt und notiert das Auftreten eines Spontannystagmus. Das Kind soll zunächst, während der Untersucher den Gegenstand um einen Winkel von 45 Grad zur Seite bewegt, seinen Kopf ruhig halten, um anschließend den Gegenstand in der neuen Position ca. 10 Sekunden zu fixieren. Dies wird in einem Winkel von 45 Grad zur anderen Seite wiederholt. Ein bei diesem Vorgehen auftretender Nystagmus wird als Blickrichtungsnystagmus bezeichnet.

Protokollierung

Das Vorhandensein oder Fehlen eines Spontan- oder Blickrichtungsnystagmus wird vermerkt. Gegebenenfalls muß die Richtung der raschen Komponente beschrieben werden. Die Intensität des Nystagmus und jede Asymmetrie sollten ebenfalls aufgezeichnet werden.

Beurteilung

Als sogenannten „kongenitalen Nystagmus“ bezeichnet man einen horizontalen Pendelnystagmus, der kurz nach der Geburt erstmalig nachzuweisen ist. Die Ätiologie ist unklar. Die Intensität kann durch

die Kopfhaltung beeinflußt werden. Die Sehkraft ist fast immer beeinträchtigt. Ein spontaner nichtkongenitaler Nystagmus kann als Folge einer Störung im vestibulären System auftreten, hervorgerufen durch infektiöse, toxische oder andere Ursachen.
Ein Blickrichtungsnystagmus ist meistens vestibulärer Genese, kann aber auch Folge einer funktionellen Schwäche der Augenmuskulatur sein.

Optokinetischer Nystagmus

Durchführung

Im Rahmen dieses Buches ist die Beschreibung komplizierter Techniken zur exakten Bewertung eines optokinetischen Nystagmus von nur geringem praktischen Wert. Man sollte jedoch wissen, ob dieser Nystagmus sowohl lateral als auch vertikal in derselben Frequenz und Intensität ausgelöst werden kann. Für diesen Zweck genügt es, einen Streifen mit Bildern vor den Augen des Kindes in allen vier Richtungen in einer Entfernung von ca. 40 cm hin und her zu bewegen. Unter der Voraussetzung, daß die Bewegungsgeschwindigkeit des Streifens in allen Richtungen ungefähr gleich ist, muß der auf diese Weise ausgelöste optokinetische Nystagmus immer die gleiche Frequenz haben.

Protokollierung

Das Vorhandensein oder Fehlen eines horizontalen und vertikalen optokinetischen Nystagmus wird wie jede Asymmetrie festgehalten. Ein Unterschied in der Frequenz beider Augen sollte ebenfalls notiert werden.

Beurteilung

Ein horizontaler optokinetischer Nystagmus sollte auf die beschriebene Weise auszulösen sein. Die Beobachtung eines vertikalen optokinetischen Nystagmus bereitet, insbesondere bei Bewegen des Streifens nach unten, häufig Schwierigkeiten. Eine unterschiedliche Frequenz zwischen beiden Augen ist immer pathologisch und läßt den Verdacht auf eine intrazerebrale Läsion aufkommen. Eine Asymmetrie des optokinetischen Nystagmus in gegensätzlicher Richtung kann zerebraler oder peripherer Genese sein, z.B. funktionelle Störungen im optischen und/oder vestibulären System.
Eine falsche Reaktion auf diesen Test kann auch Folge einer Visusverminderung eines oder beider Augen sein.

Pupillenreaktionen

Durchführung
Nach der Beurteilung der Pupillengröße wird mit einer hellen Lichtquelle in das Auge geleuchtet und die Reaktion beider Pupillen beobachtet. Der Vorgang wird mit dem anderen Auge wiederholt. Dabei soll Licht von draußen oder von einer Deckenbeleuchtung beide Augen in gleichem Maße beleuchten.

Reaktion
Die Pupillenreaktionen können fehlen, langsam oder rasch sein. Bei direkter Belichtung eines Auges (direkte Reaktion) kontrahiert sich gleichzeitig die kontralaterale Pupille (indirekte Reaktion).

Protokollierung
Die Pupillengröße wird als eng, mittel oder weit eingestuft. Unregelmäßigkeiten werden beschrieben.

Direkte Pupillenreaktion auf Licht:	0 = nicht nachweisbar.
	1 = schwach.
	2 = stark.
Indirekte Pupillenreaktion auf Licht:	0 = nicht nachweisbar.
	1 = schwach.
	2 = stark.

Beurteilung
Die Reaktion auf Licht muß prompt und deutlich sein. Eine fehlende Kontraktion der Pupille kann periphere oder zentrale Ursachen haben. Eine negative indirekte Reaktion ist die Folge einer einseitigen Blindheit, verursacht durch eine Läsion des Sehnerven. Eine schwache und verzögerte Kontraktion kann bedingt sein durch Drogen, Infektionen, postinfektiöse Zustände oder eine generalisierte Depression von Nervenfunktionen.

Sehschärfe

Durchführung
Die Sehschärfe des älteren Kindes kann mit Hilfe der Snellen-Letter-Charts getestet werden. Die Stycar-Tests können bei Kindern angewandt werden, die keine Buchstaben lesen können (*Sheridan* 1969). Mit diesen Tests, bei denen das Kind Buchstaben zuordnet, ist es relativ einfach, die Sehschärfe bis zum Alter von 3 Jahren hinab zu untersuchen. Diese Methoden ergeben häufig bessere Resultate als

die bekannten, nicht buchstabengebundenen E-Karten oder Bilderkarten.

Protokollierung
Die Sehschärfe wird als normal oder abnorm vermerkt, wobei im letzteren Fall eine Beschreibung erforderlich ist.

Beurteilung
Die optimale 6/6 Sehkraft kann bis zum Alter von 6 oder 7 Jahren nicht erwartet werden. Kinder unter dieser Altersgrenze sind häufig hypermetrop. In Zweifelsfällen ist eine Überweisung an einen Ophthalmologen zur Skiaskopie erforderlich (s. S. 13).

Gesichtsfeld (Abb. 53 und 54)

Durchführung
Das Kind steht so vor dem sitzenden Untersucher, daß sich die Gesichter der beiden in gleicher Höhe befinden. Das Kind wird aufgefordert, die Nase des Untersuchers zu fixieren (oder einen kleinen Gegenstand in ca. 40 cm Entfernung). Dann wird ein kleiner Gegenstand von einer Seite her und hinter dem Kopf des Kindes hervor so bewegt, daß er schrittweise in das Gesichtsfeld des Kindes eintritt. Das Kind soll den Gegenstand in dem Moment ergreifen, in dem es ihn sieht.
Der Test ist von der anderen Seite und von oberhalb des Kopfes zu wiederholen. Durch seine Position unmittelbar vor dem Kind vermag der Untersucher einzuschätzen, wie gut das Kind fixiert. Auf diese Weise gewinnt er einen ungefähren Eindruck vom Gesichtsfeld des Kindes. Der Test kann mit Gegenständen verschiedener Größe und Farbe wiederholt werden. Kinder über 6 Jahre können aufgefordert werden, ein Auge mit der Hand oder einem Holzlöffel abzudecken.

Reaktion
Der normale Sehwinkel beträgt zwischen 60 und 80 Grad zur Seite und ungefähr 45 Grad nach oben. Die eigentliche Greifbewegung abzuwarten, ist häufig entbehrlich. Gewöhnlich erfolgt schon beim Eintritt des Gegenstandes in das Gesichtsfeld eine orientierende Reaktion, was eine Augenbewegung zum Stimulus hin hervorruft. Der Nachweis dieser Orientierung ist für eine positive Bewertung in diesem Test ausreichend.

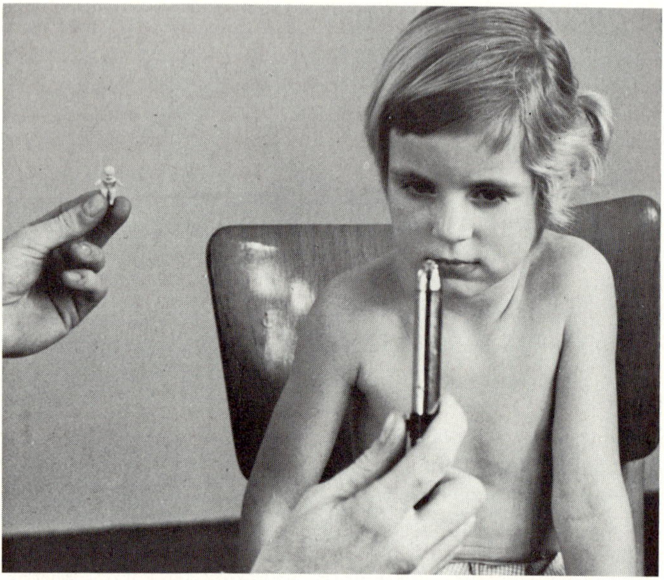

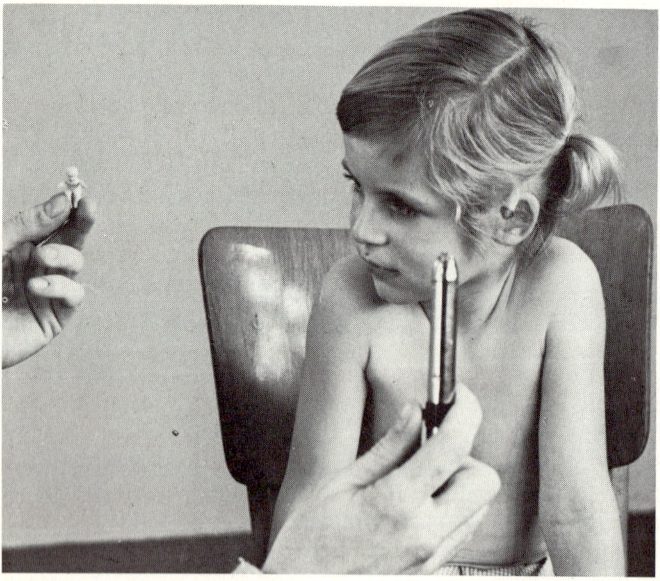

Abb. 53 (oben) Position zur Untersuchung des Gesichtsfeldes: das Kind fixiert einen Gegenstand, der direkt vor sein Gesicht gehalten wird, während ein Spielzeug von hinten herangebracht wird. Abb. 54 (unten) Reaktion

Protokollierung
Nach jedem Versuch wird der geschätzte Winkel, bei dem das Kind den Gegenstand wahrnimmt, notiert und als normal oder abnormal eingeschätzt.

Beurteilung
Bei Kindern sind die meisten Gesichtsfeldausfälle entweder homonyme Hemianopsien, im allgemeinen im Rahmen einer spastischen Hemiplegie, oder oft schleichend auftretende bitemporale Hemianopsien als Folge von Tumoren in der Nähe des Chiasma opticum. Kleinere Defekte, wie Quadrantendefekte der Gesichtsfelder, sind selten (als Folge eines Kraniopharyngeoms oder eines Temporallappentumors, der die Sehstrahlung mit einbezieht). Obwohl solche Fälle eindeutig die Grenzen der geringen Funktionsstörung überschreiten, kann ein Gesichtsfeldausfall als womöglich erstes klinisches Symptom bedeutsam sein. Der obige Test ist für Routinezwecke ausreichend; bei dem geringsten Zweifel sollte jedoch eine Perimetrie durchgeführt werden, die allerdings bei Kindern unter 6 oder 7 Jahren ziemlich schwierig und möglicherweise unzuverlässig ist. Für eine Gesichtsfeldeinschränkung kann eine herabgesetzte Sehschärfe verantwortlich sein. Wie bei anderen Tests zu visuookulären Fähigkeiten erfordert jeder abnorme Befund eine Überweisung zum Ophthalmologen.

Choreiforme Bewegungen im Gesicht

Durchführung
Im Verlauf der Augenuntersuchung wird das Vorhandensein oder Fehlen von choreiformen Bewegungen im Gesicht beurteilt. Schwierigkeiten können bei der Differenzierung zwischen choreiformen Bewegungen und „Tics“ auftreten, insbesondere in der oberen Gesichtshälfte. „Tics“ neigen jedoch zu mehr stereotypen Mustern.

Protokollierung
Das Vorhandensein oder Fehlen von choreiformen Bewegungen wird registriert.

Bedeutung
Siehe S. 74 und 151.

Funduskopie

Die Funduskopie wird zwar als letzter Teil der gesamten Untersuchung durchgeführt (s. S. 147), soll aber hier besprochen werden. Gewöhnlich kann auf die pharmakologische Erweiterung der Pupillen zur Routineinspektion der Papille verzichtet werden. In Zweifelsfällen ist es aber doch sinnvoll, ein Mydriatikum zu verwenden.
Die Diskussion aller verschiedenen Typen von Retinaanomalien steht dem Zweck dieses Buches entgegen. Für ein Routinescreening ist es vielmehr ausreichend, nach einem Papillenödem zu suchen, das auf einen erhöhten intrakraniellen Druck hinweist und das in seltenen Fällen die Erstmanifestation einer ausgedehnten intrakraniellen Läsion sein kann. Bei anderen Retinaanomalien wie schwarzen Flecken, weißen Streifen und Gefäßanomalien müssen häufig speziellere Untersuchungen durchgeführt werden. Zu berücksichtigen ist, daß Refraktionsanomalien die Inspektion des Fundus erheblich beeinträchtigen können.

Ohren

Hörfähigkeit

Durchführung
Der Untersucher sitzt ungefähr 5 bis 6 Meter vom Kind entfernt und spricht mit leiser Stimme Testwörter verschiedener Lautspektren („66“, „100“, „99“) einschließlich einzelner Konsonantenlaute („sss“, „rrr“, „mmm“) und Vokallaute („uuuu“, „aaaa“). Jedes Ohr wird im Wechsel getestet, wobei das Kind jeweils das andere Ohr mit der Hand zuhält und die gehörten Laute wiederholt. Kinder unter 6 Jahren können aufgefordert werden, statt der Wortwiederholung auf Bilder zu zeigen. Von *Sheridan* (1969) wurde eine der englischen Sprache angepaßte Zusammenstellung entwickelt.

Protokollierung
Die Hörfähigkeit wird für jedes Ohr als unauffällig, zweifelhaft oder mangelhaft eingeschätzt.

0 = unauffällig.
1 = zweifelhaft.
2 = mangelhaft.

Beurteilung
Eine zweifelhafte Reaktion stellt eine Indikation zu einer weitergehenden audiologischen Untersuchung dar. Selbstverständlich ist als Routineuntersuchung eine Reintonaudiometrie anzustreben. Der Untersucher sollte sich aber immer dagegen abschirmen, sich selbst zu hören.

Geräuschlokalisation

Durchführung
Der Untersucher steht hinter dem Kind und läutet leise mit einer Klingel auf zunächst jeder Seite des Kopfes und dann über dem Kopf.

Reaktion
Das Kind wird aufgefordert, in die Richtung zu zeigen, aus der das Geräusch kommt. Die Bezeichnung der Richtung mit „links", „rechts" oder „oben" wird nicht erwartet, da dies kein Test zum Verständnis und zur Links-rechts-Unterscheidung ist.

Protokollierung
0 = keine Lokalisierung möglich.
1 = korrekte laterale Lokalisierung.
2 = korrekte Lokalisierung in allen Richtungen.

Beurteilung
Wenn auch nicht alle, so können doch die meisten Kinder über 5 Jahre eine genaue vertikale Lokalisierung vornehmen, was als Phänomen der Reifung anzusehen ist. Eine negative Reaktion ist bei unserem derzeitigen Wissensstand von nur zweifelhafter Bedeutung. Die Unfähigkeit, Geräusche in jeder lateralen Position zu lokalisieren, stellt eine Indikation zu weiteren audiologischen Analysen dar.

Mund

Zunge

Durchführung
Das Kind soll die Zunge herausstrecken und so ruhig wie möglich halten. Nach ungefähr 10 Sekunden können willkürliche Bewegungen des Unbehagens auftreten, was in jedem Fall sorgfältig notiert

werden muß. Anschließend soll das Kind die Zunge von einer Seite zur anderen bewegen und dabei die Mundwinkel berühren. Schließlich soll es mit der Zunge an den Zähnen des Ober- und Unterkiefers in einer nahezu bogenförmigen Bewegung entlangfahren. Zuletzt gilt es, die Zunge so weit wie möglich herauszustrecken.

Protokollierung

Choreiforme Bewegungen:	fehlen oder sind nachweisbar.
Faszikulationen:	fehlen oder sind nachweisbar.
Geschmeidigkeit der Bewegungen:	fehlt oder ist nachweisbar.

Beurteilung

Die Beurteilung von choreiformen und athetoiden Bewegungen ist auf S. 73 und S. 151 dargestellt.

Faszikulationen sind asynchrone, irreguläre, rasche Zuckungen von sehr kleinen Zungenanteilen. Die Zunge ist der einzige Muskel, bei dem sie beobachtet werden können; bei anderen Muskeln ist zum Nachweis ein Myogramm erforderlich. Faszikulationen müssen von choreiformen Bewegungen, die in ausgedehnteren Gebieten der Zunge auftreten und zu groben Bewegungen führen, differenziert werden. Der Bedeutungsunterschied besteht darin, daß Faszikulationen im allgemeinen Symptom einer schweren progressiven Erkrankung (z.B. bulbäre Störungen) sind.

Kinder über 7 oder 8 Jahre sollten in der Lage sein, die Zunge geschmeidig von einer Seite zur anderen zu bewegen und sie zu mehr als einem Drittel der sichtbaren Länge herauszustrecken. Ungeschicklichkeiten der Zungenbewegungen können ebenso wie Speicheln, das häufig ein Zeichen einer Schluckstörung ist, zu Sprachstörungen in Beziehung stehen. Einem kurzen Frenulum der Zunge kommt in der Mehrzahl der Fälle keine klinische Bedeutung zu.

Gaumenbögen

Durchführung

Das Kind wird aufgefordert, den Mund so weit wie möglich zu öffnen, so daß der Untersucher die Gaumenbögen in Ruhe inspizieren kann. Die Bewegungen der Gaumenbögen lassen sich dann am besten verfolgen, wenn das Kind „aaa“ sagt.

Protokollierung

Die Bögen werden als symmetrisch oder asymmetrisch eingeschätzt und im letzteren Fall näher beschrieben.

Beurteilung
Asymmetrien der Gaumenbögen können, insbesondere bei Phonation, in Beziehung zu Schwierigkeiten der Sprache und Sprachentwicklung stehen. Eine temporäre Asymmetrie der Gaumenbogenbeweglichkeit ohne offensichtliche Beeinträchtigung des Sprechens und Schluckens wird bei Kindern manchmal noch Wochen oder sogar Monate nach einer Tonsillektomie gefunden.

Spontane motorische Aktivität

Zu diesem Zeitpunkt ist es wichtig, noch einmal die spontane motorische Aktivität zu überprüfen. Kinder mit einer geringen nervalen Funktionsstörung zeigen in diesem Stadium der Untersuchung manchmal eine deutlich ausgeprägte Steigerung oder sogar eine Verminderung der motorischen Aktivität.

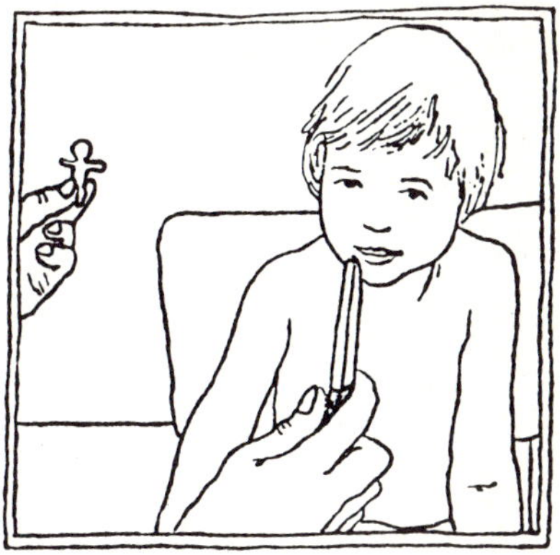

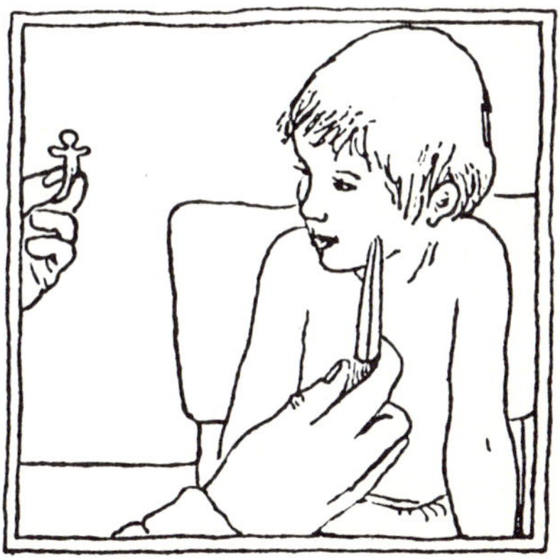

Kapitel 11
Allgemeine Daten

Mit Abschluß aller Untersuchungen des Kopfes (ausgenommen Funduskopie) ist die eigentliche neurologische Untersuchung vollständig. Gewisse Aspekte der allgemein-pädiatrischen und der Entwicklungsuntersuchung geben dem Neurologen aber noch weitere wichtige Informationen. Beispielsweise ist das Verhältnis von Körperlänge zu Gewicht für die Motorik von Bedeutung, da ein übergewichtiges Kind eine andere Bewegungsqualität aufweist als ein schlankes Kind. So bewegt sich ein dickes Kind langsam, während ein schlankes Kind behende ist. Bei einer Ungeschicklichkeit kann sich dieser Unterschied in unterschiedlichen phänotypischen Verhaltensweisen äußern, beispielsweise grobe und ungeschickte Bewegungsmuster gegenüber einem raschen, abrupten und überstürzten motorischen Verhalten. Es ist deshalb wichtig, Länge und Gewicht sowie den Kopfumfang (bzgl. Mikro- oder Makrozephalie) zu messen und alle Abweichungen der Schädelkonfiguration (z.B. Plagiozephalie, Nahtsynostosen etc.) zu beschreiben. In der klinischen Praxis können abnorme Befunde im Gefolge einer allgemein-pädiatrischen Untersuchung im Bereich der Lungen, des Herzens, der Schleimhäute, der Ohren und des Rachens und auch allgemeine Fehlbildungen (Malformationen) von Bedeutung sein. Sie sollten registriert werden.
In der Praxis mag der Untersucher den Wunsch haben, einige der in der Einführung (Kap. 1) beschriebenen Tests anzuwenden,. die in neurologischer Hinsicht nicht zufriedenstellend sind, bei vorsichtiger Interpretation jedoch wertvolle Informationen liefern. Solche Tests enthalten häufig Items des Verhaltens, die ebensogut in den Bereich des Psychologen fallen. Jeder Untersucher muß in bezug auf diese Art von Untersuchungen seine eigenen Präferenzen entwickeln, da für Empfehlungen objektive Daten fehlen. Im folgenden soll ein ungefährer Überblick gegeben werden.

Dominanz

Bei der Diskussion des Dominanzproblems müssen wir sorgfältig unterscheiden zwischen der „Dominanz“, die wir benutzen, um etwas über die neurologische Organisation auszusagen, und der „Präferenz" einer Hand, eines Fußes oder eines Auges. Im ersten Fall postulieren wir die Überlegenheit einer Hemisphäre über die andere in der Kontrolle bestimmter motorischer Funktionen. Im zweiten Fall werden die Hand, der Fuß oder das Auge bezeichnet, die zur Lösung besonderer Aufgaben bevorzugt eingesetzt werden.

Handpräferenz

Wir verwenden für die Handpräferenz drei Tests: Zeichnen (das ebenfalls zur Beurteilung der Koordination der Feinmotorik dient), Schreiben und Papierschneiden. Die erforderlichen Werkzeuge werden dem Kind so gegeben, daß eine Bevorzugung von links oder rechts ausgeschlossen ist. Bei Kindern über sechs oder sieben Jahren kann ein Ballfangen helfen (ungefähr zehn Mal mit jeder Hand), die bessere Hand zu identifizieren.

Fußpräferenz

Die Fußpräferenz ist schwerer zu beurteilen. Ein Kind kann zum Schießen eines Fußballs das eine Bein und für den Einbeinstand das andere Bein bevorzugen. Ältere Kinder benutzen oft beide Beine gleich gut zum Kicken (und beide Hände zum Ballfangen). Sie demonstrieren also keine besondere Präferenz. Wir haben gefunden, daß in einer gemischten Gruppe von 150 Fünfjährigen 28% mehr als 13mal auf dem linken Bein und 39,5% mehr als 13mal auf dem rechten Bein hüpften. Häufig kann man die Präferenz besser beurteilen, wenn man das Kind fragt, welches sein „besseres" Bein ist. Die Entwicklung der Lateralität der Beine scheint für die Balance und die willkürlichen Bewegungen unterschiedlich zu sein. Kinder unter 7 Jahren benutzen oft ihr bevorzugtes Bein, um die Balance zu halten und schießen daher einen Fußball mit dem nichtbevorzugten Bein.

Bei Kindern über sieben Jahren ist die Balance gewöhnlich gut entwickelt. Sie benutzen deshalb für die willkürlichen Bewegungen wie Kicken oder Hüpfen das bevorzugte Bein. So kann man sich erklären, warum ein etwa siebenjähriges Kind das eine Bein zum Stehen bevorzugt (gewöhnlich das der Beinpräferenz) und das andere zum Kicken. Ältere Kinder beginnen den Einbeinstand mit ihrem nichtbevorzugten Bein, das Hüpfen jedoch mit dem bevorzugten. Eine sichere Beurteilung der Fußpräferenz ist daher, insbesondere bei Kindern unter 7 Jahren und bei motorisch retardierten älteren Kindern schwierig.

Augenpräferenz

Zur Bestimmung der Augenpräferenz wird das Kind aufgefordert, mit einem Auge durch eine kurze Röhre oder durch ein Loch in einem Stück Papier zu gucken, wobei zuerst der Untersucher und dann das Kind selbst die Röhre hält. Einige Kinder können beide Augen gleich gut einsetzen. Möglicherweise beeinflußt die zum Halten der Röhre bevorzugte Hand dabei die Wahl. Selbstverständlich müssen Refraktionsanomalien und andere Ursachen einer unterschiedlichen visuellen Leistungsfähigkeit vor der Untersuchung ausgeschlossen werden.

Beurteilung

Erst bei einer konstanten Präferenz erscheint es angemessen, von einer Dominanz zu sprechen. Das Alter, in dem die Dominanz festgelegt ist, ist ebenso Gegenstand der Diskussion wie die Frage nach der gemischten Lateralität. Eine Präferenz, soweit sie bestimmte Aktionen betrifft, scheint aber im Alter von 3 oder 4 Jahren schon vorhanden zu sein. Eine „Händigkeit" ist mit etwa 6 Jahren entwickelt, eine „Füßigkeit" mit 8 Jahren. Trotz unseres mangelhaften Wissens über das Wesen der Dominanz ist es wichtig, sie herauszufinden und sie von einer Asymmetrie aufgrund einer neurologischen Schädigung zu unterscheiden.

Die Behauptung, daß Linkshändigkeit oder gekreuzte Augen- und Handlateralität oder Hand-Fuß-Lateralität bei Kindern mit einer sogenannten geringen Hirnschädigung häufiger auftritt (s. z.B. *Paine* u. *Oppé* 1966), hat in einigen Fällen dazu geführt, Linkshändigkeit oder gekreuzte Lateralität als ein mögliches Symptom einer geringen neurologischen Funktionsstörung zu interpretieren. Tatsächlich stellt dies eine Umkehrung der Argumentation dar. Es gibt keine Begründung für die Vermutung, daß der Befund einer Linkshändigkeit oder gekreuzten Lateralität eine geringe neurologische Funktionsstörung anzeigt. Das wurde von *Rutter* u. Mitarb. (1970) überzeugend nachgewiesen. Obwohl die Einschätzung der Händigkeit zum größten Teil auf der zur Beurteilung verwendeten Test-Batterie beruht (s. *Touwen* 1972, 1979), ist die Mehrzahl aller Menschen Rechtshänder. Das erklärt, daß ein Wechsel zur Linkshändigkeit als Folge einer leichten Schädigung der linken Hirnhälfte häufiger auftreten kann als die entgegengesetzte Möglichkeit. Daraus kann aber nicht gefolgert werden, daß jede Linkshändigkeit als Zeichen einer Hirnschädigung anzusehen ist. Unserer Erfahrung nach hat eine Linkshändigkeit oder gekreuzte Lateralität als isolierter Befund keine klinische Bedeutung. Sie kann nicht als Symptom einer geringen neurologischen Funktionsstörung gewertet werden. Nur bei Nachweis anderer Zeichen einer geringen neurologischen Funktionsstörung lassen sich Linkshändigkeit oder gekreuzte Lateralität als assoziiertes geringes Zeichen einer neurologischen Funktionsstörung interpretieren. Sie müssen dann in das Symptommuster passen, das durch die anderen Befunde gebildet wurde, und ein familiäres Vorkommen von Linkshändigkeit darf nicht vorliegen. Bei einer gemischten Händigkeit (Beidhändigkeit) muß die Möglichkeit eines Übungseffektes im Gebrauch der rechten Hand bedacht werden. Reine oder absolute Links- oder Rechtshändigkeit besagt, daß die andere Hand insgesamt ohne praktischen Nutzen ist. Sie basiert im Grunde immer auf einer neurologischen Funktionsstörung. Bei Kindern unter 6 Jahren darf nicht vergessen werden, daß auf der Seite der bevorzugten Hand und/oder des bevorzugten Beins der Muskeltonus und die Reflexintensität etwas anders (im allgemeinen leicht erhöht) sind als auf der anderen Seite. Hierdurch kann das Vorhandensein eines leichten Hemisyndroms nachgeahmt werden.

Koordination der Feinmotorik

Alle Eindrücke, die bei Aufgaben wie Anziehen, Auf- und Zuknöpfen oder Zubinden der Schnürbänder über die Gewandtheit des Kindes zu gewinnen sind, dürfen nicht als solide Meßdaten für gut bekannte neurologische Phänomene angesehen werden. Solche Tätigkeiten sind hochgradig komplex und hängen von vielen oft unentwirrbar miteinander verwobenen Faktoren ab. Die Aufzeichnung solcher Manipulationsfähigkeiten des Kindes kann dennoch von Interesse sein. Sie lassen sich ebenfalls bei der Beurteilung der Händigkeit beobachten. Kleine Gegenstände sollten mit dem Pinzettengriff (d.h. in Oppositionshaltung der Fingerspitze von Daumen und Zeigefinger) aufgenommen werden; lange und schmale Gegenstände wie ein Bleistift werden häufig mit Oppositionshaltung des Daumens zu drei oder vier Fingern aufgenommen. Beim Malen sollten Kinder über 5 Jahre einen Bleistift zwischen Daumen und Zeigefinger halten können. Jüngere Kinder halten ihn oft zwischen dem zweiten und dritten Finger und sehr junge oder schwer retardierte Kinder benutzen eventuell die ganze Hand. Wie auch immer, die Beobachtung des Zeichnens liefert generell keine eindeutige Information über neurologische Funktionen, die sich nicht auch durch mehr standardisierte neurologische Mittel gewinnen ließe.

Untersuchung des Sensoriums

In Kap. 3 (S. 12) wurde bereits die Anwendbarkeit der klassischen neurologischen Tests auf Kinder mit dem Verdacht einer geringen neurologischen Funktionsstörung in Frage gestellt. Tests wie Zwei-Punkt-Diskrimination, taktile Empfindung von Baumwolle oder Schmerz- und Temperaturempfindung sind deshalb ungeeignet, weil die Ergebnisse insbesondere für die Altersgruppe, die das vorliegende Buch behandelt, unzuverlässig sind. Trotzdem ist es während der Routineuntersuchung möglich, einige generelle Beobachtungen über die sensorischen Funktionen des Kindes anzustellen. Während verschiedener Phasen der Untersuchung kann der Untersucher das Kind mit einem kalten Metallgegenstand berühren und die Reaktion darauf abwarten. Er kann vermerken, ob das Kind schon auf eine leichte Berührung reagiert oder erst auf die Nadel, die zur Prüfung der Hautreflexe, des Galant-Reflexes und des Kremasterreflexes verwendet wird. Bei jedem Zweifel an der Wahrnehmung von taktilen Reizen, Schmerzen oder Temperaturunterschieden durch das Kind sollte eine eingehendere Untersuchung durchgeführt werden. Zuverlässige Methoden, insbesondere für Kinder mit Lern- und/oder Verhaltensstörungen, können allerdings nicht empfohlen werden.
Bei älteren Kindern läßt sich die Kinästhesie und das Lageempfinden an Daumen und Großzehe in der Weise untersuchen, daß man Daumen oder Zehe leicht hin und her bewegt und das Kind fragt, ob es die Bewegungen bei geschlossenen Augen spürt. Dann soll es beschreiben, wie der Untersucher den Daumen oder die Zehe hält.
Da eine Beurteilung der sensorischen Funktionen schwierig und zeitraubend ist, muß man eine gesonderte Untersuchungssitzung einplanen, wenn man zuverlässige Daten gewinnen möchte. Über die Notwendigkeit einer speziellen Beurteilung der sensorischen Funktionen kann während der neurologischen Routineuntersuchung entschieden werden. Eine gesonderte Sitzung ist dann in jedem Fall dem sofortigen Versuch vorzuziehen, während der Routineuntersuchung einige unvollständige Informationen zu erhalten.

Sprechen und Sprache

In der Einleitung wurde schon erwähnt, daß zwischen einer neurologischen Funktionsstörung und Sprachstörungen eine enge Beziehung bestehen kann. Die Befunde, die bei einer Beurteilung der Sprache erhoben werden, haben für die abschließende Beurteilung eines Kindes mit einer neurologischen Funktionsstörung immer Relevanz. Während des Verlaufs der 30 bis 40 Minuten dauernden Routineuntersuchung besteht im allgemeinen die Möglichkeit, das Kind in so ausreichendem Maß zum Sprechen zu bringen, daß eine Entscheidung über die Notwendigkeit einer weiteren intensiven Untersuchung der Sprache gefällt werden kann. Infantile, kleinkindhafte Sprachfehler wie Substitutionen, Inversionen oder Perseverationen lassen sich während der neurologischen Untersuchung feststellen. Bei genügender Sprechaktivität des Kindes lassen sich auch Artikulationsschwierigkeiten und altersgemäßer Einsatz der Sprache beurteilen. Es hat sich bewährt, im Untersuchungsraum Spielzeug und Bilder, die das Kind benennen soll, bereit zu halten. Wenn ein Kind so wenig spricht, daß eine Einschätzung nicht möglich ist, sollte der Untersucher von einem Psychologen eine Verhaltensbeobachtung des Kindes durchführen lassen. Dieser Schritt ist besonders bei schlechter Artikulation zu empfehlen. Wenn der Psychologe ebenfalls Schwierigkeiten feststellt, sollten Sprech- und Sprachspezialisten hinzugezogen werden. Beim Verdacht auf eine Dysarthrie ist eine eingehende Untersuchung von Mund, Zunge und Gaumen sehr wichtig. Die Durchführung ergänzender Tests, gegebenenfalls unter Mithilfe eines Hals-Nasen-Ohren-Arztes und eines Logopäden, ist nicht zu umgehen. Alle diese Funktionen werden so notiert, wie auf dem Untersuchungsbogen vorgesehen (s. S. 181).

Anschließend kann eine Funduskopie, wie in Kap. 10 beschrieben, durchgeführt werden.

Kapitel 12
Interpretation und Diagnose

Einleitung

Einer neurologischen Untersuchung hat zwangsläufig die Interpretation der Befunde zu folgen. Vorab muß an unser Hauptziel, eine beschreibende Untersuchung zu entwerfen, erinnert werden. Geringe neurologische Abweichungen dürfen nicht voreilig interpretiert werden, da es außerordentlich gefährlich ist, eine Interpretation während der Untersuchung und nicht hinterher vorzunehmen. Das gilt insbesondere für Patienten mit Beschwerden ohne eine erkennbare neurologische Ursache, z.B. für die Mehrzahl der Kinder mit Verhaltens- und Lernstörungen. Hier kann die Bedeutung eines Befundes häufig nur nach Abschluß einer umfassenden und beschreibenden Untersuchung festgelegt werden, wenn der Untersucher nämlich abzuschätzen vermag, ob die neurologischen Befunde sinnvoll einem Muster zugeordnet werden können. Eine traditionelle Diagnose wird nicht immer gestellt werden können. Die spezifischen Zeichen und Symptome werden in solchen Fällen einander in der Absicht zugeordnet, spezifische Entitäten festzustellen, die als „Syndrome“ bezeichnet werden und die innerhalb der Dynamik der Probleme des Kindes von Bedeutung sein können.

Der Diskussion dieses Vorgehens müssen einige Anmerkungen zu Informationen vorangestellt werden, die als Ergänzung der Befunde der neurologischen Untersuchung gesammelt werden. Sie müssen zusammen mit der Interpretation der Befunde zu einer abschließenden Diagnose zusammengefaßt werden. Selbstverständlich ist die vollständige Vorgeschichte des Kindes von hervorragender Bedeutung. Sie sollte von den Eltern am besten am Ende der Untersuchung erhoben werden, um Voreingenommenheiten zu vermeiden. Dies gilt besonders bei der Suche nach geringen Abweichungen von einer optimalen Funktion bei Kindern, die zwar Verhaltensstörungen, jedoch keine speziellen neurologischen Beschwerden aufweisen. Hervorzuheben bleibt, daß die Beziehung zwischen einer neurologischen Störung in der Vorgeschichte (z.B. Masernenzephalitis) und der Gruppe der Verhaltensprobleme, derentwegen das Kind vorgestellt wird, häufig unklar ist. Die neurologische Störung kann zu strukturellen

Veränderungen im Nervensystem geführt haben, deren Einfluß auf die nachfolgende „Entwicklungsgeschichte des Gehirns" deutlich ist. Die Störung kann aber genausogut Veränderungen der Umgebung verursacht haben (Aufenthalt im Krankenhaus, Sorgen der Eltern und so weiter), die die Entwicklung des kindlichen Verhaltens beeinflußt haben. Können Zeichen einer neurologischen Funktionsstörung als Folge eines Ereignisses in der Vorgeschichte angesehen werden, so ist eine Beziehung zwischen den Verhaltensproblemen und der neurologischen Funktionsstörung möglich (diese Beziehung muß dann näher untersucht werden). Ein direkter kausaler Zusammenhang darf aber ohne weitere Beweise nicht vermutet werden.
Wurde ein junges Kind wegen Lern- und/oder Verhaltensstörungen in eine Klinik überwiesen, sollten verschiedene Spezialisten zur Beurteilung herangezogen werden (Pädiater, Psychologen, Audiologen, Ophthalmologen, Logopäden usw.). Sie alle müssen bei der Erstellung der abschließenden Diagnose berücksichtigt werden. Einige Schlußfolgerungen über die Funktionen des Kindes lassen sich allein auf der Basis der jeweiligen speziellen Beurteilung ziehen. Bevor die einzelnen Ergebnisse miteinander in Beziehung gesetzt werden können, muß jede Beurteilung ausgewertet werden. Die verschiedenen Untersuchungen sollten deshalb unabhängig voneinander durchgeführt werden.

Neurologische Symptome

Dieses Buch befaßt sich speziell mit Schlußfolgerungen, die aus neurologischen Symptomen gezogen werden können. Wie immer wieder betont wurde, hat ein einzelnes nichtoptimales Zeichen wie eine isolierte Dorsalflexion der Großzehe oder ein isoliert gesteigerter Patellarsehnenreflex, kaum eine klinische Bedeutung. Wenn jedoch nichtoptimale Zeichen in Kombination gefunden werden, ist vielleicht eine nützliche klinische Interpretation möglich. Es ist daher unser Ziel, alle nichtoptimalen Zeichen zu sammeln, sie möglichst Syndromen zuzuordnen und zu versuchen, sie zu anderen diagnostischen Informationen in Beziehung zu setzen, um sie auf dem Hintergrund der Beschwerden des Kindes zu bewerten.
Verschiedene Entitäten lassen sich auf Grund der Art und Weise, in der sich isolierte neurologische Symptome gruppieren, unterscheiden. Die verschiedenen Gruppen zeigen bei oft beträchtlichen Überschneidungen zugleich eine Anzahl von distinkten Zeichen einer neurologischen Funktionsstörung, die in keiner Weise miteinander verbunden zu sein scheinen.

Hemisyndrome

Die Bezeichnung „Hemisyndrome" oder „Lateralisationssyndrome" beschreibt eine Kombination von neurologischen Zeichen, die zusammen ein spezifisches unilaterales Muster bilden. Der Nachweis größerer funktioneller Schwierigkeiten steht der Bezeichnung Hemisyndrom nicht entgegen. Definitionsgemäß fallen alle Hemiplegien in die Gruppe der Hemisyndrome. Ein Kind mit einem Hemisyndrom muß aber nicht hemiparetisch sein. Beispielsweise kann ein Hemisyndrom aus einer Kombination von leicht gesteigerten (oder abgeschwächten) Sehnenreflexen, einem leicht erhöhten Widerstand gegen passive Bewegungen, einer Dorsalflexion der Großzehe und einer gewissen Pronation eines der ausgestreckten Arme bestehen, wobei alle Anomalien auf derselben Körperseite auftreten. Sie können bei einer oberflächlichen Beobachtung des sich spontan bewegenden Kindes relativ unauffällig sein. Andererseits kann ein Hemisyndrom aus einem paretischen Arm und Bein zentraler Genese oder aus einer unilateralen peripheren Nervenläsion bestehen.
Selbstverständlich umfassen die Symptome, die auf ein Hemisyndrom hinweisen, ein Spektrum von „sehr schwer" bis „sehr leicht". Die leichten Formen interferieren im allgemeinen nicht mit den gewöhnlichen Aktivitäten. Die Koordination der Feinmotorik kann, muß aber nicht gering beeinträchtigt sein.
Die topographische und funktionelle Korrelation der verschiedenen Symptome erleichtert eine Differenzierung zwischen peripherer und zentraler Ursache. Wie bei schweren Ausprägungen eines Hemisyndroms können auch milde Formen durch prä- oder perinatale Hirnschädigung bedingt oder in der Säuglingszeit oder Kindheit erworben sein (als Folge eines Traumas, von Infektionen etc.). Nicht zu vergessen ist die Bedeutung geringer Symptome eines Hemisyndroms als erste klinische Manifestation einer progressiven Erkrankung, z.B. zerebraler Tumor, Stoffwechselstörungen oder Leukodystrophien.

Dyskinesien

Eine Dyskinesie kann in unterschiedlichen Formen auftreten z.B. als Choreoathetose, Chorea, athetoide Zerebralparese und Dystonien und ebenso als choreiforme Bewegungen, athetotiforme Bewegungen, Tremor und Tic.
Bei einer Choreoathetose ist die Läsion im Striatum und den Basalganglien lokalisiert, häufig als Folge eines Kernikterus oder einer perinatalen Asphyxie. Sie kann sich in sehr schwerer oder sehr leichter Art und Weise manifestieren. Kinder mit Blutgruppeninkompa-

tibilitäten, die einer Austauschtransfusion zur Verhinderung eines Kernikterus unterzogen wurden, zeigen in der Regel lediglich sehr geringe Symptome. Eine Chorea Huntington und andere seltene hereditäre Formen einer Chorea zeigen initial leichte Symptome einer Dyskinesie. Die Chorea minor (Chorea Sydenham), die durch einen Streptokokkeninfekt hervorgerufen wird, kann sich auch in sehr schwachen Formen manifestieren. Sie kann auch mit nur geringen choreatischen Bewegungen als Folgeerscheinung der akuten Form in Erscheinung treten.

Die Ausprägung athetotiformer und choreiformer Dyskinesien reicht ebenfalls von sehr schwach bis stark. Wie bereits früher erwähnt (s. S. 72) leiten sich die Bezeichnungen von der initialen Ähnlichkeit mit leichten Formen einer Athetose oder Chorea ab. Diese Bewegungen sind vielleicht durch eine Instabilität der motorischen Einheiten verursacht. Diese Instabilität kann als eine Art von erniedrigtem Membranpotential der motorischen Zelle selbst in Erscheinung treten. Sie kann auch mit den exzitatorischen und/oder inhibitorischen Zuflüssen, die eine motorische Zelle von einer anderen Nervenzelle erhält, in Zusammenhang stehen. Diese neurophysiologischen Veränderungen können ohne eine topographisch umschriebene Läsion des Gehirns auftreten.

In diesem Sinne können choreiforme Bewegungen als ein Störphänomen in einem komplexen zentralen System angesehen werden, wobei der Effekt auf die motorischen Funktionen vom Signal-Geräusch-Quotienten während der Durchführung abhängig ist. Bei sehr feinen motorischen Aktivitäten wird eine nicht relevante Aktivität erheblich stören, während bei einer groben motorischen Aktivität der Effekt wegen der höheren Rate an Redundanz relativ gering sein wird. Diese Hypothese erklärt zumindest solche Phänomene, die eindeutig nachweisbar sind. Eine signifikante Beziehung wurde zwischen dem Hyperexzitabilitätssyndrom in der Neonatalperiode und dem späteren Auftreten von choreiformen Bewegungen gefunden (*Prechtl* 1965). Insgesamt ist die Ätiologie der choreiformen Bewegungen noch nicht völlig geklärt. Die Rolle der prä- und perinatalen Komplikationen, ebenso der Komplikationen während des ersten Lebensjahres (z.B. schwere Atemwegserkrankungen, respiratorische und gastrointestinale Störungen oder Schädel-Hirn-Traumen) steht jedoch außer Frage. Ein genetischer Faktor kann ebenfalls beteiligt sein. So wurde nachgewiesen, daß die Inzidenz von choreiformen Bewegungen bei Jungen 2- bis 3mal höher ist als bei Mädchen (*Stemmer* 1964).

Athetotiforme Bewegungen sind bei Kindern unter 6 Jahren relativ häufig. Vorläufige Daten lassen vermuten, daß sie bei Sonderschülern häufiger auftreten als bei Kindern, die eine normale Grundschule besuchen, und daß sie eng mit dem Auftreten von choreiformen Bewegungen verbunden sind. Die Ätiologie der athetotiformen Bewegungen ist weiterhin unklar. Vermutlich ist es durchaus lohnend, Überlegungen über den Zusammenhang zwischen diesen Bewegungen und einer geringen neurologischen Funktionsstörung anzustellen, da z.B. einige Kinder diese Bewegungsmuster zeigen, andere dagegen nicht, und weil die Intensität und Frequenz der Bewegungen mit dem Alter abnimmt.

Ein geringer Ruhetremor ist bei Schulkindern häufig nachweisbar und stört, von seltenen Sonderfällen abgesehen, die Feinmotorik nicht. Dagegen kann ein ausgeprägter Tremor die Feinmotorik erheblich beeinträchtigen. Ein Tremor kann in jedem Muskel des Körpers auftreten, ist jedoch gewöhnlich in den Armen und Fingern am deutlichsten ausgeprägt.

Assoziierte Bewegungen

Assoziierte Bewegungen (auch bekannt als synkinetische Bewegungen, Mitbewegungen und Spiegelbewegungen) begleiten häufig willkürliche und unwillkürliche Bewegungen bei jungen Kindern. Sie treten im allgemeinen in den kontralateralen und symmetrischen Anteilen des Körpers auf. Ihre Ausprägung nimmt mit dem Alter ab. Ihr Verschwinden wird als Zeichen der funktionellen Reifung des Nervensystems betrachtet. Mehrere Autoren haben nachdrücklich auf die Möglichkeit hingewiesen, daß das Auftreten von assoziierten Bewegungen über ein bestimmtes Alter hinaus (das für jeden Bewegungstyp gesondert festgelegt werden muß) als Zeichen einer beeinträchtigten neurologischen Funktion, d.h. einer Retardierung der nervalen Entwicklung, anzusehen ist (*Abercombie* u. Mitarb. 1964, *Connolly* u. *Stratton* 1968, *Fog* u. *Fog* 1963, *Zazzo* 1960). Diese Autoren haben spezielle Tests zur Prüfung von assoziierten Bewegungen entwickelt. Nach unserer Erfahrung sind diese Tests jedoch zu zeitaufwendig. Wir bevorzugen daher eine Beurteilung der assoziierten Bewegungen im Rahmen der Untersuchung anderer Aspekte des Nervensystems, z.B. Dysdiadochokinese, Zehengang und Fersengang.

Das Mundöffnen-Fingerspreiz-Phänomen überprüft speziell assoziierte Bewegungen. Die Ergebnisse sollten aber nicht als sicherer Hinweis für das Auftreten von assoziierten Bewegungen im allgemeinen aufgefaßt werden. Auch sollte die Beurteilung nicht unmittelbar mit den Ergebnissen der von anderen Autoren empfohlenen Tests in Beziehung gesetzt werden. Nach bisheriger, allgemeiner Kenntnis besteht keine direkte Beziehung zwischen der Bewertung des Mundöffnen-Fingerspreiz-Phänomens und dem Ausmaß an assoziierten Bewegungen bei der Diadochokinese, dem Zehen- oder Fersengang. Unsere eigenen Beobachtungen lassen vermuten, daß noch nicht einmal eine direkte Beziehung zwischen dem Ausmaß an assoziierten Bewegungen im kontralateralen Arm während der Diadochokinese und dem Ausmaß der assoziierten Bewegungen beim festen Faustschluß besteht. Beim Versuch, das Auftreten von assoziierten Bewegungen einzuschätzen, muß diese Erkenntnis berücksichtigt werden. Viele Faktoren können das Ausmaß der assoziierten Bewegungen beeinflussen, z.B. die Komplexität der involvierten Bewegungen, die Intensität, mit der die „Trigger"-Bewegung ausgeführt wird, die Reihenfolge, in der die Tests durchgeführt werden und die Vertrautheit der geforderten „Trigger"-Bewegungen. Viele Erwachsene, die bei der Durchführung der Diadochokinese mit der bevorzugten Hand keinerlei assoziierte Bewegungen aufweisen, zeigen bei betont kräftiger Durchführung mit der nichtbevorzugten Hand eindeutige assoziierte Bewegungen. Assoziierte Bewegungen können während des Schreibens auch an der Zunge beobachtet werden. Selbstverständlich stört ein Fortbestehen ausgeprägter assoziierter Bewegungen viele andere Tätigkeiten.

Die stärkere Ausprägung assoziierter Bewegungen auf einer Körperseite steht vermutlich in Beziehung zur zerebralen Dominanz, die bewirkt, daß sich die Bewegungen in einer Körperseite rascher ausbreiten als in der anderen. Es ist nicht immer leicht vorherzusagen, welche Seite mehr betroffen sein wird. Bei älteren Kindern, deren zerebrale Dominanz endgültig festgelegt ist, wird die Ausbreitung im allgemeinen von der nichtdominanten zur dominanten Seite erfolgen, womit wohl die normale oder optimale Situation erreicht ist. Dies kann aber nicht für alle Kinder als Maßstab gelten. Zwei Faktoren sind in solchen Fällen an Abweichungen beteiligt: zum einen die große Altersvariabilität, in der sich die zerebrale Dominanz entwickelt; zum anderen die Tatsache, daß die Dominanz nicht immer strikt einseitig ist. Eine gekreuzte Lateralität kann nicht nur zwischen Händen und Füßen auftreten, sondern auch in anderen Arten von gemischter Lateralität, die sehr schwierig zu demonstrieren sind. Darüber hinaus können die Reihenfolge, in der die Tests durchgeführt werden, und auch die Geschicklichkeit der die Triggerbewegungen

ausführenden Seite für den Vergleich der assoziierten Bewegungen zwischen rechts und links von erheblicher Bedeutung sein.
Ebenfalls besteht die Möglichkeit, daß eine eindeutige Asymmetrie der assoziierten Bewegungen Teil eines Hemisyndroms ist, wobei die neurologisch beeinträchtigte Seite ein größeres Ausmaß dieser Bewegungen zeigt. Ein hohes Ausmaß an assoziierten Bewegungen kann auch in Kombination mit anderen Zeichen einer nichtoptimalen nervalen Funktion angetroffen werden, z.B. Dyskinesie, Koordinationsstörungen und Nachweise eines Hemisyndroms etc. Assoziierte Bewegungen werden ferner in Kombination mit anderen Zeichen einer motorischen Retardierung gefunden, wie der Unfähigkeit, eine ausreichend lange Zeit zu hüpfen oder auf einem Bein zu stehen, oder einer inadäquaten Diadochokinese ohne spezifische Zeichen einer neurologischen Beeinträchtigung. Im ersten Fall spielen, auch wenn eine Entwicklungsretardierung vorliegt, eindeutige Zeichen einer nervalen Funktionsstörung die dominierende Rolle. Im zweiten Fall ist der Entwicklungsrückstand das hauptsächliche oder einzige Merkmal der neurologischen Funktionsstörung.
Eine genaue Differenzierung ist in diesem Falle besonders wichtig, weil bei einer nervalen Funktionsstörung die Möglichkeit einer spezifischen Erkrankung, auch progressiver Natur, in Erwägung gezogen werden muß, wohingegen eine Entwicklungsretardierung ganz unterschiedliche therapeutische Ansätze erfordert.

Entwicklungsretardierung

Unter dieser Bezeichnung werden im allgemeinen spezifische Zeichen einer mentalen Retardierung zusammengefaßt. Es wird damit das Versagen umschrieben, gewisse Verhaltensfertigkeiten zu entwickeln, z.B. Türmchenbauen mit zehn Steinen, das Zeichnen eines Kreises in ein Quadrat und das Nachsprechen von Sätzen vorgegebener Länge in verschiedenen Altersgruppen. Diese Zeichen einer mentalen Retardierung gehen z.T. mit einer neurologischen Retardierung einher. Im Kontext dieses Buches steht Entwicklungsretardierung lediglich für eine Reifungsverzögerung neurologischer Funktionen wie Gehen, Hüpfen, Einbeinstand, Diadochokinese oder die Persistenz frühkindlicher Reflexe etc. Die zerebrale Dominanz spielt dabei eine entscheidende Rolle. Andere Zeichen einer nervalen Funktionsstörung wie Dyskinesie, Hemisyndrom oder Koordinationsstörungen müssen nicht unbedingt nachweisbar sein. Neurologische Retardierung und mentale Retardierung sind ebenfalls nicht unbedingt miteinander kombiniert. Die Möglichkeit einer solchen Kombination liegt zudem außerhalb des Themenkreises unseres Buches.

Die Notwendigkeit, die Zeichen einer neurologischen Retardierung, die mit anderen Zeichen einer nervalen Funktionsstörung einhergehen, zu unterscheiden von solchen, die isoliert auftreten, wurde bereits betont. Zu erwähnen bleibt, daß auch eine Entwicklungsretardierung von einer nervalen Funktionsstörung im Gefolge einer zerebralen Schädigung herrühren kann. Dann sind u.U. nur wenige weitere Zeichen einer solchen Funktionsstörung erkennbar.

Koordinationsstörungen

Hier geht es darum, eine beeinträchtigte Koordination von einer Retardierung der Koordinationsfähigkeiten abzugrenzen. Andere Zeichen einer neurologischen Entwicklungsretardierung bzw. Zeichen einer neurologischen Funktionsstörung, die nicht als Folge einer Entwicklungsretardierung anzusehen sind, helfen bei der oft schwierigen Abgrenzung.

Der Begriff der Koordination umfaßt verschiedene Gesichtspunkte, z.B. das Aufrechterhalten des Gleichgewichts, die Fähigkeit, Schwerpunktverlagerungen vor Durchführung einer willkürlichen Bewegung vorzunehmen, die Koordination rascher rhythmischer Bewegungen und die Koordination der Feinmotorik sowie komplexe motorische Fertigkeiten. Die beteiligten Hirnstrukturen sind das propriozeptive System einschließlich der Vestibula, die Formatio reticularis und das Zerebellum, bei komplexem motorischen Verhalten die Parietalregionen.

Die hauptsächlichsten Beschwerden, die bei einer geringen Beeinträchtigung der motorischen Koordination auftreten, sind Schwerfälligkeit und Ungeschicklichkeit. Die Koordination der Feinmotorik und der groben Motorik sind nicht unbedingt gleichzeitig und in gleichem Maße betroffen. Die Reifung der normalen Koordination erfolgt langsam und wird durch Üben und Lernen in erheblichem Maße beeinflußt. Freies Gehen z.B. entwickelt sich gewöhnlich mehrere Monate, nachdem das Kind an der Hand der Mutter laufen kann. Ein gleichmäßiger Gang entwickelt sich erst nach der Erlangung eines stabilen Gleichgewichts. Feinmotorische Manipulationen wie Auf- und Zuknöpfen sollten mit 4 Jahren, das Zubinden von Schnürbändern mit 6 Jahren möglich sein. Mit 8 Jahren sollte die Diadochokinese geschmeidig und rasch erfolgen.

Es empfiehlt sich, eine Unterscheidung zwischen Koordination und feinmotorischen Fähigkeiten vorzunehmen. Hierbei ist mit Koordination das gut ausgebildete Gleichgewicht zwischen Agonisten und Antagonisten gemeint (z.B. bei der Diadochokinese, die die Pronatoren

und Supinatoren des Unterarms einbezieht, oder beim Knie-Hacken-Versuch, der hauptsächlich die Beuger, Strecker und Adduktoren des Beins einbezieht). Feinmotorische Fähigkeiten betreffen mehr komplexe motorische Fertigkeiten, in die ein hochgradig differenziertes System von Muskeln involviert ist (z.B. Finger-Oppositions- und Finger-Folge-Versuch). Wir dürfen behaupten, daß zur Durchführung feinmotorischer Manipulationen neben der Integrität des sensomotorischen Systems die Koordination der Agonisten und Antagonisten intakt sein muß. Umgekehrt kann jedoch die Feinmotorik auch bei adäquater Koordination gestört sein. Tatsächlich fanden wir genau diese Wechselbeziehung zwischen der Koordination der Arme und Beine und den feinmotorischen Fertigkeiten, als wir die Leistungen verschiedener Gruppen von Kindern analysierten. Eine ungestörte Koordination scheint also eine Voraussetzung für adäquate feinmotorische Fähigkeiten zu sein, aber nicht umgekehrt. Falls bei beiden eine Schwäche vorliegt, sollte konsequenterweise zunächst die Koordinationsstörung (durch Physiotherapie) behandelt werden. Die feinmotorischen Störungen sollte man (durch Beschäftigungstherapie) zu beheben versuchen, nachdem sich die Koordination eindeutig verbessert hat.
Koordinationsstörungen können Folge einer Reifungsretardierung, eines Defektes im propriozeptiven System (z.B. Hinterstränge, Kleinhirn), von Intoxikationen u.a. sein. Eine Beeinträchtigung der feinmotorischen Fähigkeiten kann auf dieselben Ursachen bezogen werden, kann aber auch Folge einer kortikalen Funktionsstörung sein. *Ingram* (1967) hat das Auftreten von hypoglykämischen Attacken bei Säuglingen und Kleinkindern als eine häufig übersehene Ursache von leichten Koordinationsstörungen hervorgehoben. Als erstes Zeichen einer progressiven Erkrankung kann eine leichte Beeinträchtigung der Koordination auftreten, ebenso Schwierigkeiten beim Schlucken, Artikulationsstörungen, unsicherer Gang oder leichte Ataxie. In Frage kommen u.a. Kleinhirn- oder Hirnstammtumoren, Stoffwechselstörungen wie die Hartnup-Krankheit, degenerative Erkrankungen (Friedreich-Ataxie, Ataxia teleangiectatica) und auch die multiple Sklerose (*Aigner* u. *Siekert* 1959).

Sensorische Störungen

Bekanntermaßen haben Störungen des Visus und des Gehörs tiefgreifende Auswirkungen auf die Lernfähigkeit des Kindes, wobei das Ausmaß der Beeinträchtigung keine wesentliche Rolle spielt. In den vergangenen Jahren wurde mehrfach nachdrücklich hervorgehoben, wie wichtig es ist, solche Defekte so früh wie möglich aufzudecken. Leichte Abnormitäten können lange Zeit unentdeckt bleiben. So kann zum Beispiel eine partielle Schwerhörigkeit, bei der der größte Teil des Lautspektrums adäquat perzipiert wird und nur ein kleiner Teil verlorengeht, der Aufmerksamkeit von Eltern und Lehrern entgehen und trotzdem für das Kind zu einem Verlust wichtiger Informationen führen. Gerade mit diesen Möglichkeiten sollten die Ärzte vertraut sein.

Die Bedeutung anderer sensorischer Störungen ist weit weniger klar. Bei den schwerer hirngeschädigten Kindern ist das gesamte Gebiet der visuellen Perzeptionsstörungen eingehend untersucht worden (z.B. Übersicht bei *Abercombie* 1964). Dabei war es häufig nicht möglich, zwischen den zentralen Störungen der Perzeption und der Bedeutung der sensorischen Störung selbst zu differenzieren. Wie bereits erwähnt, finden wir selbst es schwierig, angemessene Untersuchungsmethoden für die sensorischen Funktionen zu entwickeln und können daher zu einer Diskussion dieses Themas wenig beitragen. Geringe Störungen wie leichte Defekte der exterozeptiven und propriozeptiven Perzeption können zu einer mangelhaften Musterbildung im Gehirn führen. So wurde nachgewiesen, daß bei einer Hirnschädigung die auditorisch-visuelle Interpretation und die Fähigkeit, taktile und kinästhetische Empfindungen in visuelle Informationen zu übersetzen, gestört sind (*Belmont* u. Mitarb. 1966, *Birch* u. *Belmont* 1965/1966, *Birch* u. *Bortner* 1967).

Es gibt jedoch keinen eindeutigen Zusammenhang zwischen den verschiedenen Arten einer Störung des visuellen Systems (z.B. latenter Strabismus, Nystagmus, ungleichmäßige Augenbewegungen, choreiformes Rucken, fehlerhafte Konvergenz, Amblyopie) und komplexen Verhaltens- und/oder Lernstörungen. Eine sorgfältig beschreibende Untersuchung verfolgt u.a. das Ziel, eine Analyse dieser häufig vorschnell vermuteten Zusammenhänge zu ermöglichen.

Verschiedene Symptome (ein Syndrom, das durch das Fehlen eines Syndroms charakterisiert ist)

Natürlich gibt es zwischen den bisher diskutierten Symptomgruppen erhebliche Überschneidungen. Es wäre in der Tat relativ ungewöhnlich, die Symptome eines bestimmten Syndroms zu finden, ohne daß einige von ihnen nicht auch zu einer anderen Gruppe gehören könnten. Manchmal findet man aber auch eine Gruppe von Symptomen, die keinen eindeutigen Zusammenhang miteinander aufweisen und kein spezifisches oder erkennbares Muster ergeben. Solche

Symptome können eindeutig und andauernd nachweisbar sein. U.a. gibt es folgende Möglichkeiten: gesteigerte Sehnenreflexe auf der einen Körperseite und ein größeres Ausmaß an assoziierten Bewegungen auf der anderen Körperseite; persistierende frühkindliche Reflexe auf der Seite der gesteigerten Sehnenreflexe, aber Änderungen des Fußsohlenreflexes auf der anderen Seite; die Dominanz ist sehr schwach ausgeprägt und motorische Funktionen wie Hüpfen, Kicken oder die Fingermotorik erscheinen mehr oder weniger zufällig auf der einen oder anderen Körperseite beeinträchtigt.
Als weiteres Beispiel sei ein Kind genannt, das Schnürbänder nicht zubinden, nicht knöpfen und nicht Fahrrad fahren kann, d.h. ein Kind, das im motorischen Verhalten viele Insuffizienzen aufweist, wogegen bei einer genauen neurologischen Untersuchung nur wenige ausgeprägte Zeichen einer nervalen Funktionsstörung zu finden sind. *Walton* (1963) nannte solche Kinder „clumsy children" und berichtete über sehr wenige Zeichen einer nervalen Funktionsstörung, die wir bei der neurologischen Untersuchung besprochen hatten. *Illingworth* (1963) nennt ausgeprägte Symptome, die jedoch bei gleichen Defiziten der motorischen Funktion nicht dasselbe Muster zeigten.
Selbstverständlich kann auch das entgegengesetzte Muster nachweisbar sein, d.h. Kinder ohne irgendwelche motorischen Schwierigkeiten zeigen ausgeprägte Zeichen einer nervalen Funktionsstörung, die nicht einem spezifischen Muster zugeordnet werden können.

Neurologisches Profil

Als wertvoll hat sich die Erstellung eines neurologischen Profils erwiesen, insbesondere wenn geringe neurologische Zeichen nicht einem Muster, das eine endgültige Diagnose gestatten würde (Abb. 55), zugeordnet werden können. Dieses Profil ermöglicht einen raschen Überblick über die quantitative Verteilung von optimalen und nichtoptimalen Zeichen in den innerhalb des Nervensystems abgrenzbaren Subsystemen.
Die Zusammenstellung der Subsysteme basiert hauptsächlich auf praktisch-klinischen und/oder neurophysiologischen Erwägungen. Diese Subsysteme wurden bei Kindern unterschiedlicher Altersgruppen sowohl im Hinblick auf die innere Konsistenz der in einem Subsystem zusammengefaßten Items als auch im Hinblick auf die Korrelation zwischen den verschiedenen Subsystemen untersucht. In der Tab. 6 sind die neurologischen Items der 10 Subsysteme aufgelistet. Die ersten sechs – sensomotorisches System, Haltung, Rumpf-

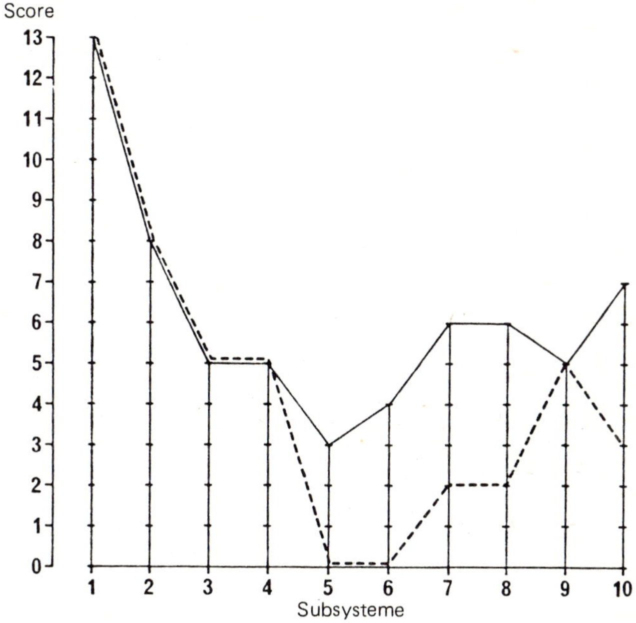

Abb. 55 Auf der Abszisse ist aufgetragen die Anzahl der richtig bewerteten Testitems für jedes der in Tab. 6 (S. 160) beschriebenen zehn Subsysteme (auf der Ordinate). Die durchgezogene Linie repräsentiert den für jedes Subsystem höchstmöglichen Score. Die unterbrochene Linie stellt das Profil eines Kindes mit einer geringen neurologischen Funktionsstörung im Bereich der feinmotorischen Fähigkeiten (Score 0), der Kinesie (Score 0) und des visuellen Systems (Score 3) dar. Obwohl die Funktionen der groben Motorik und die Motilität nicht optimal sind, ist das Ausmaß der assoziierten Bewegungen nicht besonders hoch. Diese Befunde sind zu gering ausgeprägt, um eine traditionelle Diagnose stellen zu können.

koordination, Koordination von Händen und Füßen, feinmotorische Fähigkeiten und Vorhandensein oder Fehlen einer leichten Dyskinesie – sind klar abgegrenzte Entitäten. Die Unterscheidung zwischen sensomotorischem System und Haltung wurde aus praktischen Gründen vorgenommen. Das sensomotorische System faßt hauptsächlich Items zusammen, die eine Manipulation am Patienten erfordern, während die Haltung aus Items besteht, die beobachtet werden können, ohne den Patienten zu berühren. Natürlich stehen diese Subsysteme in ausgeprägter Wechselbeziehung. Die nächsten

Tabelle 6 Itemgruppen in den Subsystemen des neurologischen Profils

1. Sensomotorischer Apparat:
   - Widerstand gegen passive Bewegungen
   - Muskelkraft
   - Bewegungsausmaß
   - Konsistenz der Muskulatur
   - Patellarsehnenreflex
   - Achillessehnenreflex
   - Schwellenwert der Muskeleigenreflexe (Beine)
   - Bizepssehnenreflex
   - Trizepssehnenreflex
   - Schwellenwert der Muskeleigenreflexe (Arme)
   - Bauchhautreflexe
   - Fußsohlenreflex
   - andere exterozeptive Reflexe (Großzehe)
2. Haltung:
   - Sitzen, allgemein
   - Füße, sitzend
   - Stehen, allgemein
   - Beine, stehend
   - Füße, stehend
   - ausgestreckte Arme, stehend
   - Gehen
   - Liegen auf dem Bauch und auf dem Rücken
3. Rumpfgleichgewicht:
   - Reaktion auf einen leichten Schlag, stehend
   - Verfolgen von Gegenständen mit Augen und Kopf
   - Romberg-Versuch
   - Rebound-Phänomen
   - Seiltänzergang
4. Extremitätenkoordination:
   - Finger-Nase-Versuch
   - Diadochokinese
   - Knie-Hacken-Versuch
   - Kicken gegen die Hand des Untersuchers
   - Finger-Finger-Versuch
5. Feinmotorische Fähigkeiten:
   - Finger-Daumen-Versuch
   - Finger-Folge-Versuch
   - Kreisversuch
6. (Dys)kinesie:
   - choreiforme Bewegungen distal
   - choreiforme Bewegungen proximal
   - choreiforme Bewegungen bei Spontanmotorik
   - athetotiforme Bewegungen
7. Grobmotorik:
   - Hacken-Zehen-Gang
   - Zehengang
   - Fersengang
   - Einbeinstand
   - Hüpfen auf einem Bein
   - Aufsetzen vom Liegen in Rückenlage
8. Qualität der Motilität:
   - Feinmotorik:
     - Geschwindigkeit
     - Geschmeidigkeit
     - Adäquanz
   - Grobmotorik:
     - Geschwindigkeit
     - Geschmeidigkeit
     - Adäquanz
9. Assoziierte Bewegungen:
   - Mundöffnen-Fingerspreiz-Phänomen
   - begleitende a.B. in der kontralateralen Hand bei Diadochokinese
   - begleitende a.B. bei Zehengang
   - begleitende a.B. bei Fersengang
   - begleitende a.B. in der anderen Hand bei Finger-Daumen-Versuch
10. Visuelles System:
    - Augenstellung
    - Blickrichtungsnystagmus
    - Lagenystagmus
    - optokinetischer Nystagmus
    - Folgebewegungen der Augen
    - Gesichtsfeld
    - Funduskopie

drei Subsysteme weisen dagegen nur eine geringe Wechselbeziehung auf, verfügen aber über eine angemessene innere Konsistenz. Die Unterscheidung dieser drei Subsysteme scheint von großer praktischer Bedeutung zu sein, insbesondere unter therapeutischen Gesichtspunkten. Das Subsystem der Dyskinesie (Gruppe 6) beinhaltet die choreiforme Dyskinesie, die mit oder ohne Involvierung anderer Subsysteme auftreten kann. (Schwere Dyskinesien wie eine Choreoathetose brauchen in dem Profil nicht berücksichtigt zu werden, da sie nach allgemein bekannten Klassifikationen diagnostiziert werden können.) Die restlichen vier Subsysteme sind zur Hauptsache heuristischer Natur. Die aktuelle „Funktion der Grobmotorik" bewertet mehr die Ausführung als die neurologische Funktion selbst und sollte nur im Zusammenhang mit den vorhergehenden sechs beurteilt werden. Andererseits kann sich eine reine motorische Retardierung allein in diesem Subsystem manifestieren. Die Itemgruppe „Qualität der Motilität" beschreibt die Art des motorischen Verhaltens, ein unübliches und spektakuläres Verfahren, wobei jedoch einleuchtet, daß seine Bedeutung zum großen Teil von den Befunden der ersten sechs Subsysteme abhängig ist. Die Gruppe 9 wurde angefügt, da „assoziierte Bewegungen" häufig bei Kindern mit einer geringen neurologischen Funktionsstörung nachgewiesen werden. Die innere Konsistenz der Items in dieser Gruppe ist jedoch gering (s. Abschnitt über assoziierte Bewegungen, S. 152) und ihre klinische Bedeutung ist häufig unklar. Die letzte Gruppe besteht aus einer mehr oder weniger unterschiedlichen Ansammlung von Items, die das visuelle System betreffen. Sie weisen häufig eine geringe Wechselbeziehung auf, können aber von den anderen neurologischen Items durch Beschreibung abgetrennt werden. Generell verfolgt das Profil zwei Absichten. Es ermöglicht dem Untersucher, Befunde zu beschreiben, die sich nicht in traditionelle diagnostische Muster einordnen lassen, und es macht das Auftreten von verschiedenen Syndromen bei einem einzelnen Kind sichtbar, wie in den vorangegangenen Abschnitten beschrieben. Auf diesem Wege ist es möglich, Gruppen von Kindern mit unterschiedlichen Arten einer geringen neurologischen Funktionsstörung zu differenzieren. Anschließend kann man den Versuch unternehmen, zwischen diesen Befunden und anderen objektiven Beurteilungen des Verhaltenszustandes des Kindes einen Zusammenhang herzustellen.

Kapitel 13
Beziehung zwischen geringer neurologischer Funktionsstörung und Verhalten

Da das Verhalten eine Manifestation der Hirnaktivität darstellt, ist die Frage zu entscheiden, ob sich ein abweichendes Verhalten auf spezifische Funktionsstörungen des Gehirns zurückführen läßt. Eine Funktionsstörung des Gehirns ist in diesem Zusammenhang durch die Ergebnisse der neurologischen Untersuchung bestimmt. Die weitere Frage, ob eine Beeinträchtigung des Gehirns allein aufgrund der Ergebnisse der neurologischen Untersuchung festgelegt werden kann, ist negativ zu beantworten. Bekanntlich bleiben Läsionen des Gehirns (sogar größere, wie ein Frontallappentumor) manchmal unentdeckt, weil bei der neurologischen Untersuchung keine entsprechenden Symptome gefunden und über lange Zeit keine Verhaltensauffälligkeiten beobachtet wurden. Dennoch kann daran festgehalten werden, daß jedes Verhalten – angemessen oder unangemessen – durch das Gehirn vermittelt wird. So kann ein abweichendes Verhalten ohne Beweis für eine Funktionsstörung des Gehirns auftreten. Ebenso besteht die Möglichkeit, daß eine eindeutige Beeinträchtigung des Gehirns ohne Nachweis einer Verhaltensstörung festgestellt wird. Dieser scheinbare Widerspruch ist zu klären.

Zunächst ist festzustellen, daß die Aktivität des Gehirns durch seine Entwicklungsgeschichte festgelegt ist. Zwei Faktoren spielen dabei eine ausschlaggebende Rolle. Der erste Faktor betrifft die Überfülle von Neuronen mit ihren gegenseitigen Verbindungsmöglichkeiten, hergestellt gemäß dem genetischen Plan des individuellen Gehirns. Der zweite Faktor betrifft die persönliche Erfahrung des Gehirns, durch die der operationale Einsatz der Neuronen gesteuert und die strukturelle Gestaltung der Neuronenverbindungen während der Entwicklung aufgebaut wird (*Braitenberg* 1977). Da weder der genetische Plan noch die persönliche Erfahrung zweier Individuen jemals gleich sein können, werden sich zwei Gehirne nie völlig gleichen. Als Folge davon sind wir mit verschiedenen Verhaltensweisen, hervorgerufen durch verschiedene Gehirne, konfrontiert.

Zum zweiten ist ein Verhalten, insbesondere ein komplexes, auch in dem Sinne von der Umgebung abhängig, daß ein bestimmtes Verhalten in der einen Situation als unangemessen angesehen wird, wäh-

rend es in einer anderen akzeptabel erscheint. Darüberhinaus beeinflußt die Interaktion mit der Umgebung sowohl die Gestaltung als auch die Auslösung des Verhaltens durch das Gehirn. Folgerichtig muß es möglich sein, spezifische „positive" Umweltbedingungen zu schaffen, unter denen das Gehirn angemessen funktioniert, wohingegen dasselbe Gehirn in einer anderen „negativen" Umgebung unangemessen arbeitet. Dies impliziert, daß auch ein morphologisch (und damit auch funktional) geschädigtes Gehirn ein sozial akzeptables „normales" Verhalten bei spezifischen Umweltbedingungen hervorbringen kann, wogegen, wie bekannt, auch „normale" Gehirne unter extremen Bedingungen eine große Variabilität von Verhaltensweisen zeigen.
Die Antwort auf unsere eigentliche Frage – ob ein abweichendes Verhalten auf eine spezifische Funktionsstörung des Gehirns zurückgeführt werden kann – wird im Einzelfall unterschiedlich beantwortet werden. Sie hängt bei jedem Kind vom Verhaltenstyp und der Art der Funktionsstörung ab und von der Möglichkeit, die Variabilität der Hirntätigkeit und der Umweltbedingungen richtig einzuschätzen. Diesem Faktor „Variabilität" müssen wir beim Studium des Zusammenhangs zwischen Gehirn und Verhalten eine wesentliche mitbestimmende Rolle zubilligen.
So überrascht es nicht, daß die beiden in Kap. 2 erwähnten Ansätze zur Untersuchung der Beziehung zwischen Verhaltensstörung und Hirnschädigung (entweder von Kindern mit Verhaltensstörungen auszugehen und dann zu versuchen, neurologische Funktionsstörungen aufzudecken, oder neurologisch beeinträchtigte Kinder auszuwählen und ihr Verhalten zu studieren) zu unterschiedlichen Ergebnissen führen. Mit Ausnahme von extremen Bedingungen (z.B. ein schweres Schädel-Hirn-Trauma als Ursache eines Komas oder ausgedehnte Hirnläsionen als Ursache einer Tetraplegie) wird man kaum erwarten dürfen, gleichförmige Zusammenhänge zu finden. Auch besteht kein Zweifel an der Nutzlosigkeit des Versuchs, nach einer gemeinsamen Ätiologie dieser heterogenen Gruppe von sogenannten MCD-Kindern zu suchen. An diesem Punkt müssen wir als generelle Schlußfolgerung aus dem bisher Gesagten feststellen, daß die Frage nach einer möglichen „organischen Basis" als Grundlage bestimmter Verhaltens- und/oder Lernstörungen falsch gestellt ist. Jedes Verhalten hat eine organische Basis. Das Fehlen von Zeichen einer neurologischen Funktionsstörung ist nicht gleichbedeutend damit, daß es eine Hirnfunktionsstörung als Grundlage einer Verhaltensstörung nicht gibt. Ebenso bedeutet das gemeinsame Auftreten einer gerin-

gen neurologischen Funktionsstörung zusammen mit Verhaltens- und Lernstörungen nicht, daß zwischen beiden in jedem Fall ein Kausalzusammenhang besteht.

Die Analyse von Verhaltensstörungen ist gleichbedeutend mit der Analyse von sehr komplexen Funktionen des Nervensystems. Eine solche Analyse kann mit einem geeigneten Instrumentarium durchgeführt werden, wovon die neurologische Untersuchung nur ein Teil ist und sich nur auf einen begrenzten Teil des komplexen Verhaltens bezieht. Die anderen Instrumente schließen neuropsychologische und beobachtende Methoden ein (zur Verhaltensbeobachtung im freien Feld s. *Kalverboer* 1975). In den folgenden Absätzen wollen wir abzuschätzen versuchen, auf welche Weise die Ergebnisse der neurologischen Untersuchung zu der Verhaltensstörung eines bestimmten Kindes beitragen.

In einigen Fällen hat man den Eindruck, daß der neurologische Zustand einen deutlichen Anteil an der Genese bestimmter Verhaltensaspekte hatte. Manchmal kann man sogar vermuten, daß ein Kausalzusammenhang besteht, auch wenn er nicht das gesamte Verhalten des Kindes erklären würde. Ein Patient mit leichten Koordinationsstörungen oder feinmotorischen Schwierigkeiten kann eine Beeinträchtigung aller Verhaltensmuster aufweisen, die feinmotorische Manipulationen erfordern, so daß er in seinem alltäglichen Verhalten behindert ist. Jedes Kind reagiert auf diese Art von Behinderung in einer bestimmten individuellen Weise. Sie hängt von einer Anzahl weiterer Variablen ab, die es abzuschätzen gilt. So mag ein Kind mit ausgeprägtem choreiformen Zucken der Augenmuskeln bei den Verhaltensmustern beeinträchtigt erscheinen, die ein gleichmäßiges Fixieren erfordern. Das Ausmaß der Behinderung hängt jedoch von vielen Faktoren ab. Ein weiteres Beispiel ist die mögliche Unterbrechung einer kontinuierlichen Tätigkeit durch eine paroxysmale, zu einem Funktionsstillstand führende Krampfaktivität. Auch bei solchen Patienten wird das Verhalten jedoch noch von weiteren Faktoren beeinflußt, mit denen das Kind insgesamt die Behinderungen auszugleichen sucht.

Andererseits ist es häufig nicht möglich, einen direkten Zusammenhang zwischen den Symptomen einer neurologischen Funktionsstörung und einem Teil der nachgewiesenen Verhaltensstörungen herzustellen. So ist nicht erkennbar, wie asymmetrische Bauchhautreflexe, eine leichte Differenz im Widerstand gegen passive Bewegungen oder eine leichte Asymmetrie der Sehnenreflexe zu einem spezifischen gestörten Verhalten führen sollen. Natürlich ist in solchen

Fällen ein Kausalzusammenhang unwahrscheinlich, obwohl die neurologischen Befunde möglicherweise Veränderungen in der Organisation des Gehirns widerspiegeln, die sich ihrerseits ebenso gut in Dimensionen des Verhaltens manifestieren können, da beide Symptomgruppen (die des Verhaltens und die neurologischen) denselben Ursprung haben. Diese Vermutung wird nicht schlüssig zu beweisen sein. Es können jedoch einige Hypothesen aufgezeigt werden, deren Bedeutung in jedem Einzelfall geprüft werden muß:
A) Wir sind berechtigt anzunehmen, daß neurologische Symptome eine Hirnfunktionsstörung widerspiegeln und diese Funktionsstörung häufig durch eine Hirnläsion hervorgerufen wurde (die nicht unbedingt einen einzigen Herd oder eine engbegrenzte Lokalisation betreffen muß). Nun darf eine Hirnläsion nicht als ein statischer Zustand angesehen werden. Bekanntlich gibt es eine Reihe von morphologischen Kompensationsmechanismen, die die Struktur des Gehirns wiederherstellen können. Dies wurde bei verschiedenen Tierarten beobachtet, wobei häufig entscheidende Unterschiede zwischen den jungen und den erwachsenen Tieren gefunden wurden. *Prechtl* (1978) hat eine ausführliche Übersicht und Diskussion darüber publiziert und gefolgert, daß Vorstellungen über ähnliche Mechanismen auch beim Menschen offensichtlich berechtigt sind. Nach seinen Vermutungen kann ein Gehirn, das in jungem Alter in seiner Struktur geschädigt wurde, aufgrund verschiedener morphologischer Kompensationsmechanismen zu einem anderen Gehirn heranreifen. Das bedeutet, daß „Kinder, die eine Hirnschädigung erleiden, ein Gehirn entwickeln, das sich biologisch von einem normal entwickelten Gehirn unterscheidet“ (*Prechtl* 1978). In der Tat stellt dies eine Erweiterung des am Anfang dieses Kapitels Gesagten dar, insbesondere, daß die Entwicklung des Gehirns sowohl von den angeborenen Fähigkeiten als auch von den umweltbedingten, persönlichen Erfahrungen abhängig ist. Im Falle einer Hirnschädigung kann ein erhebliches Ausmaß an Neuverdrahtung einsetzen.
Die erneute Verdrahtung kann bei Kindern mit einer neurologischen Funktionsstörung inadäquat sein, was unter bestimmten Umständen ein bestimmtes abweichendes Verhalten zur Folge hat. Im extremsten Fall kann die erneute Verdrahtung einen Zustand hervorrufen, bei dem keine neurologischen Defekte bestehen bleiben, einige seltsame Verhaltensweisen aber auf ein biologisch differentes, eben fehlerhaft verdrahtetes Gehirn hinweisen. Diese Hypothese der Neuverdrahtung eines geschädigten Nervensystems ist sehr attraktiv, da sie einen Teil der Vielzahl von Verhaltensformen erklärt, die man bei Kindern mit einer sogenannten MCD beobachten kann.

B) Eine andere Hypothese über die Beziehung zwischen neurologischer Funktionsstörung und Verhalten basiert auf dem Konzept der Variabilität als Charakteristikum des gesunden Gehirns, wobei dann bei einer Hirnfunktionsstörung diese Variabilität erheblich abnehmen soll (*Touwen* 1976, 1978a, 1978b). In diesem Kontext wird der Ausdruck Variabilität für die dem Gehirn innewohnende Fähigkeit verwendet, bestimmte Ziele (z.B. Gehen, Greifen oder komplexere Fertigkeiten) auf verschiedenen Wegen zu erreichen, d.h. unter Verwendung von unterschiedlichen Strategien zu verschiedenen Zeiten. Diese Fähigkeit des Gehirns beruht auf dem Übermaß von neuronalen Verbindungen. Geringe oder größere neurologische Funktionsstörungen sind durch eine Abnahme dieser Variabilität charakterisiert, d.h. die Anzahl von Strategien ist als Folge der Hirnläsion reduziert. Aus der Abnahme der Variabilität resultiert eine stereotype Ausführung (die außerdem noch verzerrt sein kann, wie bei der Zerebralparese), ein rigides Verhältnis von Reiz und Antwort (stereotype Reflexe zum Beispiel) und ein Mangel an Anpassungsfähigkeit an die verschiedenen Anforderungen der Umgebung.
Auf den ersten Blick scheint dies in Widerspruch zu der nicht vorhersehbaren und in hohem Maße variablen Verhaltenssymptomatologie des sogenannten MCD-Kindes zu stehen. Die entscheidende Frage ist jedoch, ob die Verhaltenssymptomatologie tatsächlich so variabel und intraindividuell so wenig vorhersehbar ist oder vielleicht nicht doch relativ stereotyp und nur deshalb so variabel und nicht vorhersehbar erscheint, weil sie sich nicht in die erwarteten Kategorien des „normalen“ Verhaltens einordnet, das interindividuell auch recht unterschiedlich sein kann.
Wir wollen für einen Moment den Prozeß der funktionellen Hirnentwicklung verfolgen. Eines der Erklärungsmodelle bezieht sich auf die Problemlösungstheorie von Karl Popper (*Popper* 1972, *Popper* u. *Eccles* 1977), wonach ein Problem durch einen Versuch, gefolgt von einer Irrtumselimination, gelöst wird. Zunächst wird eine Hypothese für eine Problemlösung aufgestellt, getestet und dann neu formuliert, wobei die Fehler, die bei den Testversuchen aufgetreten sind, berücksichtigt werden. Weitere Versuche können zur Aufdekkung neuer Fehler führen, die durch eine weitere Verbesserung der hypothetischen Problemlösung eliminiert werden müssen. Dieser Prozeß wird fortgesetzt, bis die beste Lösung des Problems gefunden ist. Wie Popper ausgeführt hat, kann die funktionelle Hirnentwicklung als ein kontinuierlicher Prozeß von Problemlösungen aufgefaßt

werden, beginnend bei der angeborenen Disposition. Das Gehirn muß dann den verschiedenen und zunehmend komplexen Anforderungen der Umgebung nachkommen. In diesem Bemühen entwickelt es Hypothesen, die bezüglich ihrer Angemessenheit überprüft werden. Auf der Grundlage dieser Ergebnisse werden neue Hypothesen formuliert und die Elimination der Fehler auf diese Weise dauernd fortgesetzt. Dieser Prozeß ist deshalb möglich, weil sich das Gehirn im Verlauf seiner Entwicklung mit wachsenden Fähigkeiten auch ein zunehmend komplexes neuronales Verdrahtungssystem zunutze machen kann. Da sich die Anforderungen der Umgebung nie gleichen und in einem gesunden Gehirn eine Überfülle von neuronalen Verbindungen besteht, baut sich das Gehirn im Laufe der Entwicklung ein großes Sortiment von Strategien auf, um damit den ständig wechselnden Anforderungen der Umgebung zu begegnen.

Bei einer Hirnfunktionsstörung ist das Gehirn für diesen Entwicklungsprozeß nicht so gut ausgerüstet, was auf verschiedene Weise deutlich werden kann. Erstens ist das Gehirn möglicherweise als Folge eines Mangels an adäquater „hardware" nicht in der Lage, in unterschiedlichen Situationen differente Handlungsweisen zu entwickeln: es muß in immer derselben Weise eine Vielzahl von Problemen lösen, was zu stereotypem und oft inadäquatem Verhalten führt. Dieses Verhalten mag deshalb unvermutet erscheinen, weil es sich außerhalb des erwarteten Verhaltens abspielt. Ein extremes Beispiel für dieses Phänomen sind die Wutausbrüche, die als primitive Form einer Bewältigung sonst unlösbarer Probleme angesehen werden können. Wie wir wissen, treten bei Kindern mit Verhaltensschwierigkeiten Wutausbrüche oft ohne unmittelbar ersichtlichen Grund auf. Die Erklärung für dieses Phänomen ist vielleicht darin zu sehen, daß ein für ein Kind unlösbares Problem von einem Erwachsenen gar nicht als Problem wahrgenommen wird und daher das Verhalten des Kindes für einen Erwachsenen inadäquat und nicht vorhersehbar erscheint.

Zweitens kann der Prozeß von Versuch und Irrtumselemination bei Kindern mit einer neurologischen Funktionsstörung länger dauern als bei normalen Kindern. Als Folge des Mangels des Nervensystems an „hardware" wird das beste „Programm" zur Lösung des jeweiligen Problems nicht so schnell gefunden, so daß viele Versuche unternommen werden müssen. Unterdessen wird das Kind älter und sein Gehirn erlangt einen hohen Grad von struktureller Komplexität. Dies kann zu pseudoinfantilem Verhalten führen, da sich einige

Aspekte des Verhaltens des Kindes in Übereinstimmung mit dem mehr komplexen Gehirn befinden, wie es diesem Alter entspricht, während einige Aspekte einer niedrigeren Altersgruppe anzugehören scheinen. Diese Kombination kann leicht den Eindruck eines dem Alter nicht angemessenen und unüblichen Verhaltens erwecken, das sich entsprechend den Anforderungen der Umwelt verändert.

Drittens kann das Gehirn mit einer neurologischen Funktionsstörung entsprechend seinem eingeschränkten Potential gänzlich versagen, eine angemessene Lösung für die Anforderungen zu finden. Es muß seine Zuflucht zu weniger adäquaten oder unangemessenen Tätigkeiten nehmen, um den Anforderungen der Umgebung nachzukommen. Man könnte dieses Phänomen mit dem Begriff „Substitution" bezeichnen, wobei es aber manchmal eine mangelhafte Substitution ist und zu unüblichem und unerwartetem Verhalten führt.

Letztlich bleiben manchmal trotz (oder sogar wegen) krampfhafter Bemühungen von Versuch und Irrtumselimination Fehler bestehen. Möglicherweise erkennt das Gehirn die Fehler wegen eines mangelhaft funktionierenden Feed-Back-Systems auch nicht. Solche Fehler erklären vielleicht einige der absonderlichen, oft inadäquaten und nicht vorhersehbaren Reaktionen von Kindern mit Verhaltensstörungen. Diese Reaktionen können im Vergleich zu den Ereignissen, durch die sie hervorgerufen wurden, relativ stereotyp, in ihrer zeitlichen Verteilung aber ebenso unvorhersehbar sein wie die Ereignisse selbst.

Selbstverständlich schließen sich die hier besprochenen Möglichkeiten nicht gegenseitig aus. Es bestehen vielmehr zwischen ihnen breite Überschneidungen und komplizierte Beziehungen. Durch diese Hypothese ist ein Teil der Verhaltensstörungen eines Kindes mit den Zeichen einer (geringen) neurologischen Funktionsstörung (minor neurological dysfunction = MND) zu erklären. Die hierdurch implizierten Behandlungsmöglichkeiten bestehen hauptsächlich in Interventionen, um dem Kind bei der Überwindung seiner Verhaltensschwierigkeiten zu helfen, indem man seine Fähigkeiten von Versuch und Irrtumselimination in bestimmten Situationen verbessert (*Touwen* 1978a).

Was sind letztlich die Schlußfolgerungen und Perspektiven? Erstens muß betont werden, daß Bezeichnungen wie MCD und MND irreführend sind, weil sie eine Diagnose unterstellen.

Bestenfalls können sie als globale Indikatoren für die Notwendigkeit einer sorgfältigen und umfassenden Untersuchung (sowohl der neurologischen als auch der Verhaltensaspekte) in Betracht gezogen werden, um so zu einer spezifischen Diagnose zu gelangen. Die Bezeichnung MCD dagegen als diagnostisches Kriterium zu verwenden ist unzulässig. Auch der Ausdruck MND als allgemeine Bezeichnung bedarf einer Spezifizierung, da sie für sich genommen nicht exakt genug ist. Zweitens darf man einen einfachen und direkten Zusammenhang zwischen Verhaltensstörungen und neurologischer Beeinträchtigung, abgesehen von Ausnahmefällen, nicht erwarten. Zur Klärung, wie und in welchem Ausmaß neurologische und Verhaltenssymptome miteinander in Beziehung stehen, ist in jedem Fall eine sorgfältige Analyse erforderlich. Die Ergebnisse dieser Analyse geben eventuell Hinweise auf einige Behandlungsmöglichkeiten.

Drittens ist es erforderlich, die Bedeutung der Variabilität des Gehirns zu berücksichtigen, die als bedeutende Kodeterminante des Verhältnisses zwischen Gehirn und Verhalten zu einer entsprechenden Variabilität des Verhaltens führt. Eine Untersuchung der Variabilität als separater Faktor lohnt sich, weil sie vermutlich die Hauptursache der Varianz im Verhältnis zwischen neurologischer Funktionsstörung und Verhalten ist. Verschiedene Aspekte dieser Variablen können unterschieden werden. Da gibt es die intraindividuelle Variabilität des gesunden Gehirns und ihre Abnahme bei einer Hirnfunktionsstörung. Ferner ist die Variabilität der verschiedenen Gehirne als Folge der interindividuellen Unterschiede im genetischen Entwurf und der persönlichen Erfahrung zu berücksichtigen. Weiter gibt es eine Variabilität zwischen Gehirnen mit einer Schädigung als Folge von individuellen Unterschieden der Kompensationsmechanismen und der nachfolgenden Neuverdrahtung des Gehirns. Außerdem besteht eine inter- und intraindividuelle Variabilität der Umweltbedingungen – bezogen auf einen Ort (zu Hause) oder auf verschiedene Orte (zu Hause und in der Schule), demonstriert von einer Person (die Mutter) oder von verschiedenen Personen (Mutter, Vater, Lehrer usw.) – und ihre Auswirkungen auf die Gehirnentwicklung und Funktion.

Wir wissen wenig über die Auswirkungen dieser Arten von Variabilität auf die Entwicklung des Gehirns und seine Funktion, obwohl ihre Bedeutung nicht hoch genug eingeschätzt werden kann. Möglicherweise ist für ein bestimmtes Gehirn eine bestimmte Umgebung optimal und sollte aus einer Vielzahl von möglichen Umgebungen ausgewählt werden. Die andere Möglichkeit besteht darin, daß dieser optimale Zustand von dem Gehirn selbst durch Interaktion mit der Umgebung hervorgebracht wird. Vielleicht ist die Unfähigkeit, auszuwählen und eine optimale Umgebung herzustellen, eins der Hauptprobleme des funktionsgestörten Gehirns. Dies kann zu einer Kette von Schwierigkeiten führen, weil ein Funktionieren in der falschen Umgebung eine inadäquate Gehirntätigkeit verursacht, die dann ihrerseits auf die Umgebung zurückwirkt und so fort. Der Einfluß der interindividuellen Variabilität muß ebenfalls mit der Zielsetzung untersucht werden, die Komplexität des Verhältnisses von Gehirn und Verhalten zu erkennen und dem Gehirn bei der Auswahl und Produktion der „optimalen“ Umgebung zu helfen. Man kann sagen, daß in der Entwicklung des Verhältnisses von Gehirn und Verhalten der Quotient von Signal und Rauschen (um einen Ausdruck aus der Informationstheorie zu entleihen) in hohem Maße für das sich entwickelnde Verhalten bestimmend ist. Dabei verwischt in diesem Fall das Rauschen nicht nur das Signal, sondern wirkt auch beeinträchtigend darauf ein. Wir wissen eine Menge über das Signal. Über das Rauschen müssen wir noch mehr herausfinden.

Untersuchungsbogen zur Überprüfung einer geringen neurologischen Funktionsstörung

„Zustand“ und „Kooperationsbereitschaft“ werden in jedem Stadium der Untersuchung bewertet. Jede Veränderung dieser beiden Faktoren muß in der Spalte notiert werden, die dem Test gegenüberliegt, in dem sich die Veränderung ereignet hat. Sofern nicht anders festgelegt, entsprechen die Scores auf der linken Seite des Untersuchungsbogens der linken Körperseite, und die auf der rechten Seite des Untersuchungsbogens der rechten Körperseite.

Untersuchung im Sitzen

Zustand	Kooperat. bereitsch.

Spontane Motilität

Quantität	grobe Motorik	0 1 2 3
	Feinmotorik	0 1 2 3
Qualität	Tempo	0 1 2 3
	Geschmeidigkeit	0 1 2 3
	Adäquanz	0 1 2 3

Unwillkürliche Bewegungen

fehlen

nachweisbar (beschreiben)

Haltung

Kopf	0 1 2	gedreht	0 1 2	
	0 1 2	zur Seite geneigt	0 1 2	
(Ante)	0 1 2	Flexion	0 1 2	(Retro)
Rumpf	0 1 2	gedreht	0 1 2	
	0 1 2	zur Seite geneigt	0 1 2	
	0 1 2	Kyphose	0 1 2	
	0 1 2	Lordose	0 1 2	
		symmetrisch eingefallen	0 1 2	
Beine	0 1 2	Innenrotation	0 1 2	
	0 1 2	Außenrotation	0 1 2	
	0 1 2	Beugung	0 1 2	
	0 1 2	Streckung	0 1 2	
	0 1 2	Adduktion	0 1 2	
	0 1 2	Abduktion	0 1 2	
Füße	0 1 2	Innenrotation	0 1 2	
	0 1 2	Außenrotation	0 1 2	
	0 1 2	Dorsalflexion	0 1 2	
	0 1 2	Plantarflexion	0 1 2	
	0 1 2	Adduktion	0 1 2	

Reaktion auf einen leichten Schlag gegen die Schulter

0 1 2 3	Balance	0 1 2 3		

Verfolgen eines Gegenstandes

0 1 2 3	Balance und Rotation	0 1 2 3		

			Zustand	Kooperat. bereitsch.

Untersuchung des motorischen Systems

Muskelkraft

0 1 2 3	Hals	0 1 2 3
0 1 2 3	Schultern	0 1 2 3
0 1 2 3	Ellbogen	0 1 2 3
0 1 2 3	Handgelenke	0 1 2 3
0 1 2 3	Hände	0 1 2 3
0 1 2 3	Hüften*	0 1 2 3
0 1 2 3	Knie	0 1 2 3
0 1 2 3	Sprunggelenke	0 1 2 3
0 1 2 3	Füße	0 1 2 3

Widerstand gegen passive Bewegungen

0 1 2 3	Hals	0 1 2 3
0 1 2 3	Schultern	0 1 2 3
0 1 2 3	Ellbogen	0 1 2 3
0 1 2 3	Handgelenke	0 1 2 3
0 1 2 3	Hände	0 1 2 3
0 1 2 3	Hüften*	0 1 2 3
0 1 2 3	Knie	0 1 2 3
0 1 2 3	Sprunggelenke	0 1 2 3
0 1 2 3	Füße	0 1 2 3

Ausmaß der Bewegungen**

Kopf	Anteflexion
	Retroflexion
	Rotation
Schulter	Abduktion
	Zirkumduktion des Armes
Ellbogen	Streckung
	Beugung
Handgelenke	Überstreckung
	Beugung
Hüften	Abduktion
	Zirkumduktion des Beines

---

* Aus praktischen Gründen werden die Ergebnisse der Untersuchung der Hüften hier notiert, obwohl die Untersuchung selbst in einem späteren Stadium durchgeführt wird.

** Die im Text beschriebenen Abweichungen vom mittleren Bewegungsausmaß sollten so weit wie möglich quantitativ eingeschätzt werden

Knie		Streckung			
		Beugung			
Sprunggelenke		Dorsalflexion			
		Plantarflexion			
		Rotation			
Kicken					
	0 1 2 3	gerade	0 1 2 3		
	0 1 2 3	45° nach innen	0 1 2 3		
	0 1 2 3	45° nach außen	0 1 2 3		
		Gesamtscore			

				Zustand	Kooperat. bereitsch.
Untersuchung der Reflexe					
Sehnenreflexe					
	0 1 2 3 4	ASR	0 1 2 3 4		
	0 1 2 3	Schwellenwert	0 1 2 3		
	0 1 2 3	Fußklonus	0 1 2 3		
	0 1 2 3 4	PSR	0 1 2 3 4		
	0 1 2 3	Schwellenwert	0 1 2 3		
	0 1 2 3	BSR	0 1 2 3		
	0 1 2 3	Schwellenwert	0 1 2 3		
	0 1 2 3	TSR	0 1 2 3		
	0 1 2 3	Schwellenwert	0 1 2 3		
Plantarreaktion					
Großzehe	0 1 2	Dorsalflexion	0 1 2		
	0 1 2	Plantarflexion	0 1 2		
Andere	0 1	Spreizen	0 1		
Zehen	0 1 2	plantares Greifen	0 1 2		
Andere Reflexe					
	0 1 2 3	Palmomental Reflex	0 1 2 3		
	0 1 2	Mayer-Reflex	0 1 2		
	0 1 2	Léri-Reflex	0 1 2		

				Zustand	Kooperat. bereitsch.
Untersuchung im Stehen					
Haltung					
Kopf	0 1 2	gedreht	0 1 2		
	0 1 2	zur Seite geneigt	0 1 2		
	(Ante) 0 1 2	Flexion	0 1 2 (Retro)		
Rumpf	0 1 2	gedreht	0 1 2		
	0 1 2	zur Seite geneigt	0 1 2		

	0 1 2	Kyphose	0 1 2
	0 1 2	Lordose	0 1 2
	symmetrisch eingefallen		0 1 2
	linke Schulter tiefer als rechte: nein/ja		cm
	rechte Schulter tiefer als linke: nein/ja		cm
Obere Extremitäten	0 1 2	Innenrotation	0 1 2
	0 1 2	Außenrotation	0 1 2
	0 1 2	Beugung	0 1 2
	0 1 2	Streckung	0 1 2
	0 1 2	Adduktion	0 1 2
	0 1 2	Abduktion	0 1 2
Becken	linke Crista iliaca		
	tiefer als rechte: nein/ja		cm
	rechte Crista iliaca		
	tiefer als linke: nein/ja		cm
Beine	0 1 2	Innenrotation	0 1 2
	0 1 2	Außenrotation	0 1 2
	0 1 2	Beugung	0 1 2
	0 1 2	Streckung	0 1 2
	0 1 2	Adduktion	0 1 2
	0 1 2	Abduktion	0 1 2
Füße	0 1 2	Innenrotation	0 1 2
	0 1 2	Außenrotation	0 1 2
	0 1 2	Beugung	0 1 2
	0 1 2	Streckung	0 1 2
	0 1 2	Adduktion	0 1 2
	0 1 2	Abduktion	0 1 2
Fußgewölbe		links cm.	(ohne Korrektur der Sprunggelenke)
		rechts cm.	
		links cm.	(nach Korrektur der Sprunggelenke)
		rechts cm.	
	Pes planus:		
	Pes excavatus:		
	Fußabstand für die Balance:		

Spontane Motilität

Quantität	grobe Motorik	0 1 2 3
	Feinmotorik	0 1 2 3
Qualität	Tempo	0 1 2 3
	Geschmeidigkeit	0 1 2 3
	Adäquanz	0 1 2 3

Unwillkürliche Bewegungen

fehlen
vorhanden (beschreiben)

Pronation der Arme (20 Sek.)

0 1 2	Gabelhand	0 1 2		
0 1 2	Abweichung von der Mittellinie	0 1 2		
0	Abweichung von der Horizontalen	0		

Supination der Arme (20 Sek.)

0 1 2	Pronation	0 1 2		

Untersuchung der unwillkürlichen Bewegungen

			Zustand	Kooperat. bereitsch.
0 1 2 3	distale choreiforme Bewegungen	0 1 2 3		
0 1 2 3	proximale choreiforme Bewegungen	0 1 2 3		
0 1 2 3	athetotiforme Bewegungen	0 1 2 3		
0 1 2 3	choreatische Bewegungen	0 1 2 3		
0 1 2 3	athetotische Bewegungen	0 1 2 3		
0 1 2 3	Tremor	0 1 2 3		

Untersuchung von Koordination und assoziierten Bewegungen

			Zustand	Kooperat. bereitsch.
0 1 2 3	Mundöffnen-Finger-spreiz-Phän.	0 1 2 3		
0 1 2 3	Diadochokinese	0 1 2 3		
0 1 2 3	assoziierte Bewegungen	0 1 2 3		
(Diadochokinese der rechten Hand)		(Diadochokinese der linken Hand)		

Finger-Nase-Versuch

Augen geöffnet	0 1 2	Tremor	0 1 2		
	0 1 2	Nase korrekt berührt	0 1 2		
	ja/nein	konstante Abweichung nach links	ja/nein		
	ja/nein	konstante Abweichung nach rechts	ja/nein		
Augen geschlossen	0 1 2	Tremor	0 1 2		
	0 1 2	Nase korrekt berührt	0 1 2		

	ja/nein	konstante Abweichung nach links	ja/nein
	ja/nein	konstante Abweichung nach rechts	ja/nein

Finger-Finger-Versuch

Augen offen	0 1 2	Tremor bei der Bewegung	0 1 2
	0 1 2	Tremor bei plaziertem Finger	0 1 2
	0 1 2	Finger korrekt plaziert	0 1 2
	ja/nein	kontante Abweichung nach links	ja/nein
	ja/nein	konstante Abweichung nach rechts	ja/nein
Augen geschlossen	0 1 2	Tremor bei der Bewegung	0 1 2
	0 1 2	Tremor bei plaziertem Finger	0 1 2
	0 1 2	Finger korrekt plaziert	0 1 2
	ja/nein	konstante Abweichung nach links	ja/nein
	ja/nein	konstante Abweichung nach rechts	ja/nein

Finger-Daumen-Versuch

0 1 2	Geschmeidigkeit	0 1 2
0 1 2	Fingerwechsel	0 1 2
0 1 2	Spiegelbewegungen	0 1 2

Finger-Folge-Versuch

0 1 2	Geschmeidigkeit	0 1 2

Kreisversuch

0 1 2	spiegelbildlich	0 1 2
0 1 2	gleichgerichtet	0 1 2
0 1 2	Wechsel	0 1 2

Stehen mit geschlossenen Augen

Balance 0 1 2 3

konstante Fallneigung nach links,
nach rechts

Reaktion auf einen leichten Schlag gegen die Schulter

0 1 2 3	Balance	0 1 2 3

Zustand	Kooperat. bereitsch.

Untersuchung des Gehens

Haltung

Kopf	0 1 2	gedreht	0 1 2
	0 1 2	zur Seite geneigt	0 1 2
(Ante)	0 1 2	Flexion	0 1 2 (Retro)
Rumpf	0 1 2	gedreht	0 1 2
	0 1 2	zur Seite geneigt	0 1 2
	0 1 2	Kyphose	0 1 2
	0 1 2	Lordose	0 1 2
	symmetrisch eingefallen		0 1 2
Arme	0 1 2	Innenrotation	0 1 2
	0 1 2	Außenrotation	0 1 2
	0 1 2	Beugung	0 1 2
	0 1 2	Streckung	0 1 2
	0 1 2	Adduktion	0 1 2
	0 1 2	Abduktion	0 1 2

Gang

Basis (Konstanz)		0 1
(Weite)		0 1 2 3
0 1 2	Zirkumduktion	0 1 2
0 1 2	Beckenbewegungen	0 1 2
0 1 2	Kniebewegungen	0 1 2
0 1 2	Hacken-Zehen-Gang	0 1 2
0 1 2 3	Armbewegungen	0 1 2 3

Aufsetzen der Füße

0 1 2	Abduktion	0 1 2
0 1 2	Adduktion	0 1 2
0 1 2	Dorsalflektion	0 1 2
0 1 2	auf der medialen Seite	0 1 2
0 1 2	auf der lateralen Seite	0 1 2

Seiltänzergang

0 1 2 3 4	Abweichungen	0 1 2 3 4

Übrige Grobmotorik

0 1 2 3	Zehengang	0 1 2 3
0 1 2 3	assoziierte Bewegungen	0 1 2 3
0 1 2 3	Fersengang	0 1 2 3
0 1 2 3	assoziierte Bewegungen	0 1 2 3
0 1 2 3 4 5 6	Einbeinstand	0 1 2 3 4 5 6
0 1 2 3 4 5 6	Hüpfen	0 1 2 3 4 5 6

Zustand	Kooperat. bereitsch.

Untersuchung des Rumpfes (im Stehen)

Inspektion von Rücken und Wirbelsäule

0 = normal	2 = Haarbüschel
1 = leichte Behaarung	3 = Hautgrübchen

4 = offener Sinus
5 = Operationsnarben
6 = Lipome
7 = Café-au-lait-Flecken
8 = andere (beschreiben)

Skoliose nach links	0 1 2		
Skoliose nach rechts	0 1 2		
Kyphose	0 1 2		
Lordose	0 1 2		
Bewegungseinschränkungen	nein ja (beschreiben)		

Hautreflexe

	Bauchhautreflexe:			
0 1 2	supraumbilikal	0 1 2		
0 1 2	umbilikal	0 1 2		
0 1 2	infraumbilikal	0 1 2		
0 1 2	Kremasterreflex	0 1 2		
0 1 2	Galant-Reflex	0 1 2		
			Zustand	Kooperat. bereitsch.

Untersuchung im Liegen

Bauchlage

Wirbelsäule	0 1 2	Skoliose	0 1 2	
		Dornfortsätze	vorhanden fehlen (beschreiben)	
		Bewegungseinschränkungen	nein ja (beschreiben)	

Zur Untersuchung der Hüftgelenke s. S. 172 des Untersuchungsbogens.

Bein- und Fußhaltung in Bauchlage

0 1 2	Abduktion	0 1 2		
0 1 2	Adduktion	0 1 2		
0 1 2	Beugung	0 1 2		
0 1 2	Streckung	0 1 2		
0 1 2	Außenrotation	0 1 2		
0 1 2	Innenrotation	0 1 2		

Bein- und Fußhaltung in Rückenlage

0 1 2	Abduktion	0 1 2		
0 1 2	Adduktion	0 1 2		
0 1 2	Beugung	0 1 2		
0 1 2	Streckung	0 1 2		
0 1 2	Außenrotation	0 1 2		
0 1 2	Innenrotation	0 1 2		

Knie-Hacken-Versuch

0 1 2 genaues Plazieren 0 1 2
0 1 2 Abrutschen des Hackens 0 1 2

Aufsetzen ohne Hilfe der Hände 0 1 2

Zustand	Kooperat. bereitsch.

Untersuchung des Kopfes

Gesichtsmuskulatur

0 1 2 in Ruhe 0 1 2
0 1 2 willkürliche Bewegungen 0 1 2
0 1 2 emotionale Bewegungen 0 1 2

Augenstellung

kein Strabismus und keine Heterophorie
kein Strabismus, Heterophorie
Exophorie links
Exophorie rechts
Hyperphorie beidseitig
Hypophorie
begleitender Strabismus
convergens links
divergens rechts
andere beidseitig
nichtbegleitender Strabismus (beschreiben)

Fixieren

Abweichen: nein
nach links, Typ:
nach rechts, Typ:
nach beiden Seiten, Typ:
choreiforme Bewegungen: fehlen
nachweisbar
sichtbarer Strabismus: fehlt
vorhanden, Typ:

Augenbewegungen

Bewegungsausmaß: normal
eingeschränkt (beschreiben)
choreiforme Bewegungen: fehlen
vorhanden
ataktische Bewegungen: fehlen
vorhanden
sichtbarer Strabismus: fehlt
vorhanden, Typ:

	Imbalanzen:	fehlen vorhanden		
Konvergenz				
	linkes Auge	0 1 2		
	rechtes Auge	0 1 2		
	Pupillenreaktionen:	fehlen vorhanden		
Nystagmus				
	Spontan-Nystagmus:	fehlt vorhanden		
	Richtung:			
	Intensität:			
	Blickrichtungs-Nystagmus:	fehlt vorhanden		
	Richtung:			
	Intensität:			
Optokinetischer Nystagmus		symmetrisch asymmetrisch vertikal horizontal		
Pupillenreaktionen				
	direkt:	0 1 2		
	indirekt:	0 1 2		
Sehschärfe				
	normal abnorm (näher erläutern)			
Gesichtsfeld				
	normal abnorm (näher erläutern)			
Choreiforme Bewegungen im Gesicht		fehlen vorhanden		
Ohren				
	0 1 2 mit leiser Stimme	0 1 2		
	0 1 2 Geräuschlokalisation	0 1 2		
Zunge				
	Motilität:	geschmeidig unbeholfen		
	choreiforme Bewegungen:	fehlen vorhanden		
	Faszikulationen:	fehlen vorhanden		

Gaumenbögen	symmetrisch asymmetrisch (beschreiben)		
Spontane Motilität	herabgesetzt gleich gesteigert		
Funduskopie	normal abnorm (näher erläutern)		

Allgemeine Angaben

Länge:

Gewicht:

Kopfumfang:

Auffälligkeiten am Schädel:

allgemeine pädiatrische Daten:

Handpräferenz: rechts, links, beide

Fußpräferenz: rechts, links, beide

Augenpräferenz: rechts, links, beide

feinmotorische Fähigkeiten:

Berührungsempfindung:

Schmerz:

Temperatur:

Kinästhesie:

Lageempfinden:

Dermographismus:

Sprache:

Literatur

Abercrombie, M.L.J., R.L. Lindon, M.C. Tyson: Associated movements in normal and physically handicapped children. Develop. Med. Child Neurol. 6 (1964) 573 to 580

Abrams, A.L.: Delayed irregular maturation versus minimal brain injury. Recommendations for a change in current nomenclature. Clin. Pediat. 7 (1968) 344–349

Adams, R.M., J.S. Kocsis, R.E. Estes: Soft neurological signs in learning-disabled children and controls. Amer. J. Dis. Child. 128 (1974) 614–618

Aigner, B.R., R.G. Siekert: Differential diagnosis of acute ataxia in children. Proc. Mayo Clin. 34 (1959) 573–581

André-Thomas, S., Y. Chesni, S. Saint-Anne Dargassies: The Neurological Examination of the Infant. Little Club Clinics in Developmental Medicine, No. 1. Spastics Society with Heinemann, London 1960

Arnold, L.E.: Is this label necessary? J. Sch. Hlth 43 (1973) 510–514

Arnold, L.E.: Minimal brain dysfunction: a hydraulic parfait model. Dis. Nerv. Syst. 37 (1976) 171–176

Barlow, C.F.: 'Soft signs' in children with learning disorders. Amer. J. Dis. Child. 128 (1974) 605–606

Bax, M., R. Mac Keith: Minimal Cerebral Dysfunction. Clinics in Developmental Medicine, No. 10. Spastics Society with Heinemann, London 1963

Becker, R.D.: The neurology of childhood learning disorders: the minimal brain dysfunction syndrome reexamined. Ther. Educ. 4 (1976) 20–31

Belmont, I., H.G. Birch, E. Karp: The disordering of intersensory and intrasensory integration by brain damage. J. Nerv. ment. Dis. 141 (1966) 410–418

Berges, J., I. Lézine: The Imitation of Gestures. Clinics in Developmental Medicine, No. 18. Spastics Society with Heinemann, London 1965

Birch, H.G.: Brain Damage in Children. Williams & Wilkins, Baltimore, 1964

Birch, H.G., I. Belmont: Auditory-visual integration in brain-damaged and normal children. Develop. Med. Child Neurol. 7 (1965) 135–144

Birch, H.G., I. Belmont: Development and disturbance in auditory visual integration. Ear, Eye, Nose and Throat Dig. 28 (1966) 47

Birch, H.G., M. Bortner: Stimulus competition and concept utilization in brain damaged children. Develop. Med. Child Neurol. 9 (1967) 402–410

Birch, H.G., A. Thomas, S. Chess: Behavioral development in brain damaged children. Arch. Gen. Psychiat. 11 (1964) 596–603

Braitenberg, V.: On the Texture of Brains. Springer, Berlin 1977

Connolly, K., P. Stratton: Developmental changes in associated movements. Develop. Med. Child Neurol. 10 (1968) 49–56

Eisenberg, L.: Psychiatric implications of brain damage in children. Psychiat. Quart. 31 (1957) 72–92

Fog, E., M. Fog: Cerebral inhibition

examined by associated movements. In Bax, M., R. Mac Keith: Minimal Cerebral Dysfunction. Clinics in Developmental Medicine, No. 10. Spastics Society with Heinemann, London 1963 (p. 52–57)

Gellis, S.S.: Editorial comment. Amer. J. Dis. Child. 129 (1975) 1324

Geschwind, N.: Late changes in the nervous system: an overview. In Stein, D.G., J.J. Rosen, N. Butters: Plasticity and Recovery of Function in the Central Nervous System. Academic Press, New York 1974 (pp. 467–508)

Goldstein, K.: Modifications of behavior consequent to cerebral lesions. Psychiat. Quart. 10 (1936) 589–610

Gomez, M.R.: Minimal cerebral dysfunction (maximal neurologic confusion). Clin. Pediat. 6 (1967) 589–591

Hart, Z., P.M. Rennick, V. Klinge, M.L. Schwartz: A pediatric neurologist's contribution to evaluations of school underachievers. Amer. J. Dis. Child. 128 (1974) 319–323

Holt, K.S.: Assessment of Cerebral Palsy. Lloyd-Luke, London 1965

Hopkins, J.B.: A Comparative Study of Sensorimotor Development During the First Six Months of Life. Diss., Leeds 1976

Illingworth, R.S.: The clumsy child. In Bax, M., R. Mac Keith: Minimal Cerebral Dysfunction. Clinics in Developmental Medicine, No. 10. Spastics Society with Heinemann, London 1963 (p. 26–27)

Ingram, T.T.S., G.D. Stark, I. Blackburn: Ataxia and other neurological disorders as sequels of severe hypoglycaemia in childhood. Brain 90 (1967) 851–862

Kalverboer, A.F.: A Neurobehavioural Study in Pre-school Children. Clinics in Developmental Medicine, No. 54. S.I.M.P. with Heinemann, London 1975

Kalverboer, A.F.: MBD: discussion of the concept. Advanc. Biol. Psychiat. 1 (1978) 5–17

Kiphard, E.J., F. Schilling: Der Hamm-Marburger Körperkoordinationstest für Kinder. Mschr. Kinderheilk. 118 (1970) 473–479

McMahon, S.A., L.M. Greenberg: Serial neurological examination of hyperactive children. Pediatrics 59 (1977) 584–587

Mangold, B.: Psychische Probleme beim Minimal-Brain-Dysfunction-Syndrom. Pädiat. Pädol. 9 (1974) 95–103

Munsat, T.L., C.M. Pearson: The differential diagnosis of neuromuscular weakness in infancy and childhood. I. Non-dystrophic disorders. Develop. Med. Child Neurol. 9 (1967) 220–230

O'Malley, J.E., L. Eisenberg: The hyperkinetic syndrome. Semin. in Psychiat. 5 (1973) 95–104

Paine, R.S.: Neurological grand rounds: minimal chronic brain syndromes. Clin. Proc. Child. Hosp. (Wash.) 22 (1966) 21–40

Paine, R.S., T.E. Oppé: Neurological Examination of Children. Clinics in Developmental Medicine, Nos. 20/21. Spastics Society with Heinemann, London 1966

Paine, R.S., J.S. Werry, H.C. Quay: A study of 'minimal brain dysfunction'. Develop. Med. Child Neurol. 10 (1968) 505–520

Pond, D.: Is there a syndrome of 'brain damage' in children? Cerebr. Palsy Bull. 2 (1960) 296 to 297

Popper, K.R.: Objective Knowledge: An Evolutionary Approach. Clarendon Press, Oxford 1972

Popper, K.R., J.C. Eccles: The Self and its Brain. Springer, Berlin 1977

Prechtl, H.F.R.: Prognostic value of neurological signs in the newborn infant. Proc. roy. Soc. Med. 58 (1965) 3–4

Prechtl, H.F.R.: Neurological findings in newborn infants after pre- and paranatal complications. In Jonxis, J.H.P., H.K.A. Visser, J.A. Troelstra: Aspects of Praematurity and Dysmaturity. Stenfert Kroese, Leiden 1968 (p. 303)

Prechtl, H.F.R.: The Neurological Examination of the Full-term Newborn Infant, 2nd Ed. Clinics in Developmental Medicine, No. 63. S.I.M.P. with Heinemann, London 1977

Prechtl, H.F.R.: Minimal brain dysfunction syndrome and the plasticity of the nervous system. Advanc. biol. Psychiat. 1 (1978) 96–105

Prechtl, H.F.R., H.G. Lenard: Verhaltensphysiologie des Neugeborenen. In Linneweh, F.: Fortschritte Pädologie. Springer, Berlin 1968 (pp. 88–122)

Prechtl, H.F.R., C. Stemmer: The choreiform syndrome in children. Develop. Med. Child Neurol. 4 (1962) 199–227

Robson, P.: Persisting head-turning in the early month: some effects in the early years. Develop. Med. Child Neurol. 10 (1968) 82–92

Rutter, M.: Brain damage syndromes in childhood: concepts and findings. J. Child Psychol. Psychiat. 18 (1977) 1–21

Rutter, M., W. Yule: The concept of specific reading retardation. J. Child Psychol. Psychiat. 16 (1975) 181–197

Rutter, M., P. Graham, H.G. Birch: Interrelations between the choreiform syndrome, reading disability and psychiatric disorder in children of 8–11 years. Develop. Med. Child Neurol. 8 (1966) 149–159

Rutter, M., P. Graham, W. Yule: A Neuropsychiatric Study in Childhood. Clinics in Developmental Medicine, Nos. 35/36. S.I.M.P. with Heinemann, London 1970

Sainz, A.: Hyperkinetic disease of children: diagnosis and therapy. Dis. nerv. Syst. 27 (1966) 48–50

Sameroff, A.J., M.J. Chandler: Reproductive risk and the continuum of caretaking casualty. In Horowitz, F.D., M. Hetherington, S. Scarr-Salapatek, G. Siegel: Review of Child Development Research, Vol. IV. University of Chicago Press, Chicago 1975 (pp. 187–244)

Satterfield, J.H., D.P. Cantwell, L.I. Lesser, R.L. Podosin: Physiological studies of the hyperkinetic child. I. Amer. J. Psychiat. 128 (1972) 1418–1424

Satz, P., D. Rardin, J. Ross: An evaluation of a theory of specific developmental dyslexia. Child Develop. 42 (1971) 2009–2021

Schain, R.J.: Neurology of Childhood Learning Disorders. Williams & Wilkins, Baltimore 1972

Schulman, J.L., J.C. Kaspar, F.M. Throne: Brain Damage and Behavior. Thomas, Springfield/Ill. 1965

Shaffer, D.: Natural history of the minimal brain dysfunction syndrome. Advanc. biol. Psychiat. 1 (1978) 18–34

Shaffer, D., N. McNamara, J.H. Pincus: Controlled observations on patterns of activity, attention, and impulsivity in brain-damaged and psychiatrically disturbed boys. J. Psychol. Med. 4 (1974) 4–18

Sheridan, M.D.: The development of vision, hearing and communication in babies and young children. Proc. roy. Soc. Med. 62 (1969) 999 to 1004

Steinhausen, H.Chr.: Das hyperkinetische Syndrom. Klin. Pädiat. 188 (1976) 396–407

Stemmer, C.: Choreiforme Bewegingsonrust (een Orienterend Onderzoek). Diss., Groningen 1964

Stephenson, P.S.: The hyperkinetic syndrome: some misleading assumptions. Canad. med. Ass. J. 113 (1975) 764, 767–769

Stine, O.C., J.B. Saratsiotis, R.S. Masser: Relationships between neurological findings and classroom behavior. Amer. J. Dis. Child. 129 (1975) 1036–1040

Strauss, A.A., H. Werner: Comparative psychopathology of the brain-injured child and the traumatic brain-injured adult. Amer. J. Psychiat. 99 (1943) 835–838

Tardieu, G.: L'infirmité motrice cérébrale. Etude critique des termes couramment utilisés. Rev. Neuropsychiat. infant. 16 (1968) 1–5

Tardieu, G.: Le dossier clinique de l'infirmité motrice cérébrale. Méthodes d'évaluation et applications therapeutiques. Rev. Neuropsychiat. infant. 16 (1968) 6–90

Touwen, B.C.L.: Laterality and dominance. Develop. Med. Child Neurol. 14 (1972) 747–758

Touwen, B.C.L.: Neurological development of the infant. In Davis, J.A., J. Dobbing: Scientific Foundations of Paediatrics. Heinemann, London 1974 (pp. 615–625)

Touwen, B.C.L.: Neurological Development in Infancy. Clinics in Development Medicine, No. 58. S.I.M.P. with Heinemann, London 1976

Touwen, B.C.L.: Minimal brain dysfunction and minor neurological dysfunction. Advanc. biol. Psychiat. 1 (1978a) 55–67

Touwen, B.C.L.: Variability and stereotypy in normal and deviant development. In Apley, J.: Care of the Handicapped Child. Clinics in Developmental Medicine, No. 67. S.I.M.P. with Heinemann, London 1978 b (pp. 99–110)

Touwen, B.C.L.: Laterality. In Rutter, M.: Scientific Foundations of Developmental Psychiatry. Heinemann, London 1979

Walton, J.N.: Clumsy children. In Bax, M., R. Mac Keith: Minimal Cerebral Dysfunction. Clinics in Developmental Medicine, No. 10. Spastics Society with Heinemann, London 1963 (pp. 24–25)

Walzer, S., J.B. Richmond: The epidemiology of learning disorders. Pediat. Clin. N. Amer. 20 (1973) 549–565

Walzer, S., P.H. Wolff: Minimal cerebral dysfunction in children. Semin. Psychiat. 5 (1973) 1

Wender, P.H.: Minimal Brain Dysfunction in Children. Wiley, New York 1971

Werry, J.S.: Studies on the hyperactive child. IV. An empirical analysis of the minimal brain dysfunction syndrome. Arch. Gen. Psychiat. 19 (1968) 9–16

Wolff, P.H., I. Hurwitz: The choreiform syndrome. Develop. Med. Child Neurol. 8 (1966) 160–165

Wolff, P.H., I. Hurwitz: Functional implications of the minimal brain damage syndrome. Semin. Psychiat. 5 (1973) 105–115

Yule, W.: Developmental psychological assessment. Advanc. biol. Psychiat. 1 (1978) 35–54

Zazzo, R.: Manuel pour l'examination psychologique de l'enfant. De la Chaux et Niestlé, Neuchatel

Ergänzende deutschsprachige Literatur

Berger, E.: Minimale cerebrale Dysfunction bei Kindern. Huber, Bern 1977a

Berger, E.: Teilleistungsschwächen bei Kindern. Huber, Bern 1976b

Gross-Selbeck, G.: Das Bild der leichten frühkindlichen Hirnschäden in der täglichen Praxis. Dtsch. Ärztebl. 73 (1976) 15

Hochleitner, M.: Untersuchungstechnik zur Erkennung minimaler cerebraler Bewegungsstörungen. Fortschr. Med. 89 (1971) 100

Lempp, R.: Frühkindliche Hirnschädigung und Neurose. Huber, Bern 1964

Lempp, R.: Gibt es eine minimal brain dysfunction? Kinderarzt 9 (1978) 1644

Lesigang, C.: Minimale cerebrale Bewegungsstörung, 1. Teil: Motoskopische Untersuchung. Pädiat. Prax. 12 (1973) 461

Lesigang, C.: Minimale cerebrale Bewegungsstörung, 2. Teil: Typische Teilsymptome. Pädiat. Prax. 13 (1973/74) 261

Lesigang, C.: Minimale cerebrale Bewegungsstörungen. Pädiat. Fortbild. Prax. 40 (1974) 145

Müller-Küppers, M.: Das leicht hirngeschädigte Kind. Hippokrates, Stuttgart 1969

Nissen, G.: Das hyperkinetische Syndrom im Kindesalter. Mschr. Kinderheilk. 122 (1974) 790

Schilling, F.: Motodiagnostik im Kindesalter. Marhold, Berlin 1973

Schirm, H., R. Bahl, H.R. Randolph: Die minimale cerebrale Bewegungsstörung. Fortschr. Med. 90 (1972) 985

Schmidt, M.H.: Das hyperkinetische Syndrom im Kindesalter. Z. Kinder- u. Jugendpsychiat. 1 (1973) 250

Schneider, R.: Hirnfunktionsstörungen im Kindesalter. Enke, Stuttgart 1978

Sieber, M.: Das leicht hirngeschädigte und das psychoreaktiv gestörte Kind. Huber, Bern 1978

Städeli, H.: Die leichte frühkindliche Hirnschädigung. Huber, Bern 1972

Touwen, B.C.L.: Minimale cerebrale Bewegungsstörungen. Pädiat. Fortbild. Prax. 40 (1974) 152